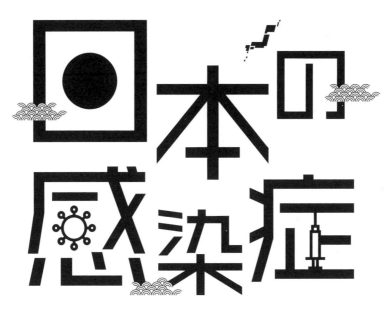

日本の感染症

明らかにされたこと のこされた課題

東京都立大学名誉教授

菅又昌実 編

南 山 堂

執筆者一覧

編　集
菅又　昌実　　東京都立大学名誉教授

執筆者 (執筆順)
菅又　昌実　　東京都立大学名誉教授

相﨑　英樹　　国立感染症研究所 ウイルス第二部第四室 室長

泉谷　秀昌　　国立感染症研究所 細菌第一部第二室 室長

御手洗　聡　　公益財団法人結核予防会 結核研究所 抗酸菌部 部長

荒川　創一　　三田市民病院 院長

小泉　信夫　　国立感染症研究所 細菌第一部 主任研究官

染谷　雄一　　国立感染症研究所 ウイルス第二部第一室 室長

モイメンリン　東京大学大学院医学系研究科 国際保健学専攻・国際生物医科学講座 教授

橋口　隆生　　京都大学医生物学研究所 ウイルス制御分野 教授

本道　栄一　　名古屋大学大学院 生命農学研究科 教授

渡邉　俊樹　　聖マリアンナ医科大学 医療情報実用化マネジメント学寄附研究部門 特任教授

亀井　克彦　　石巻赤十字病院 感染症内科部長／千葉大学真菌医学研究センター 特任教授

久枝　　一　　国立感染症研究所 寄生動物部 部長

大曲　貴夫　　国立国際医療研究センター 国際感染症センター センター長

大石　和徳　　富山県衛生研究所 所長

池田　修一　　信州大学名誉教授／いけだ内科・脳神経内科クリニック 院長

清水　博之　　国立感染症研究所 ウイルス第二部 主任研究官

長谷川秀樹　　国立感染症研究所 インフルエンザ・呼吸器系ウイルス研究センター センター長

考藤　達哉　　国立国際医療研究センター 肝炎・免疫研究センター長／肝炎情報センター長

多屋　馨子　　神奈川県衛生研究所 所長

八木　欣平　　北海道大学大学院獣医学研究院 病原制御学分野 寄生虫学教室 客員研究員

今岡　浩一　　国立感染症研究所 獣医科学部第一室 室長

松山　州徳　　国立感染症研究所 インフルエンザ・呼吸器系ウイルス研究センター第二室 室長

鈴木　哲朗　　浜松医科大学医学部医学科 微生物学・免疫学講座 教授

野田　岳志　　京都大学医生物学研究所 ウイルス感染研究部門 微細構造ウイルス学分野 教授

前田　　健　　国立感染症研究所 獣医科学部 部長

下島　昌幸　　国立感染症研究所 ウイルス第一部第一室 室長

序

　2019 年 12 月，中国湖北省武漢市で原因不明の肺炎が発生しました．翌年 1 月になり，肺炎の原因はこれまで知られていなかった新たなコロナウイルスであることが明らかにされました．以来，新型コロナウイルス感染症（COVID-19）は地球規模の問題となり，私たちは多くの感染者・死者，医療の限界，社会の混乱を目の当たりにし，そしていまだ繰り返す感染の波の中にいます．

　しかし，心配なのは COVID-19 だけではありません．サル痘ウイルスの感染拡大，若年者における梅毒の蔓延，成人 T 細胞白血病の日本国内での広がり，冬の時期となる南半球ではオーストラリアを中心としたインフルエンザの流行なども危惧されています．

　本書は，日本が多種の感染症をたえまなく監視し，公的資金を用いて幅広い研究を行っている実態をお伝えしたいとの思いから制作されました．感染症の発生状況，新興・再興感染症，制圧困難な感染症に関する疫学情報，最新動向から今後の課題までを，専門家の方々にわかりやすく解説していただきました．

　感染症は，ヒトの多様な活動により拡大してしまうこともあります．その対処を考えたとき，最終的には，人類は感染症との共存をはかる以外に道はありません．これからは，環境中で病原体がどのようなふるまいを見せるのか，あるいは自然界と感染症との関係といった，生態学的な解明がより重要になってくるのではないでしょうか．

　大きな感染症の流行を経験し，さまざまな情報があふれる今，本書が日本における感染症対策・研究の正しい理解につながれば幸いです．

　最後になりますが，執筆の労をとっていただいた第一線の研究者の皆様に心より深謝申し上げます．

2022 年 8 月

菅又昌実

Contents

はじめに

　本書を手に取っている方々は新型コロナウイルス感染症（COVID-19）の流行について興味をおもちであろうかと思います．

　本書をお読みいただくことで，新型コロナウイルス感染症だけでなく日本におけるそのほかの感染症の対策について知るきっかけになれば幸いです．

　2022年8月現在，全世界ではCOVID-19感染者約5億8,000万人に対して641万人のヒトが発病し，死亡しています．

　みなさんにとっては，日本人が，日本の中で，どのくらいの集団の規模で感染し，そのうちのどれくらいの人々が発病し死亡しているのか（人口に占める感染者の割合とその地域分布），そしていつまで続くのかが最大の関心事かと思います．しかし，未来予測は科学が最も不得意な分野なので答えは簡単には出ません．感染が落ち着くようできうる対策をしていくしかないのです．

　流行が起きてから大慌てで海港や空港から日本への侵入を防ぐというような対策ではなく普段からの戦略的対策が重要になります．日本では長い年月をかけ，しっかりとした対策がとられてきました．通常あらかじめ準備される長期的な対策と，流行が始まってから弾力的に進められる水際対策とが並行して実施されていきます．

　感染の様相をみながら法律も改正されていき，現在の感染症法は表（p.3 ～ 4）に示したようになっています．

　感染症法では，感染症を「一類感染症」から「五類感染症」の5段階と，「新型インフルエンザ等感染症」「指定感染症」「新感染症」の計8つに分類しています．2019年からパンデミックを起こしている新型コロナウイルス感染症

（COVID-19）は「新型インフルエンザ等感染症」に分類されています.

　本書では，国策に基づき厚生労働省により指定，あるいは公募により得られた厚生労働科学・調査研究関係費およそ89億円（令和元年度）から分配された27の感染症を取り上げます.

　第1章では日本の感染症対策の基本的なあり方について，第2章では感染症法に基づく感染者の発生数（疫学情報）について取り上げています.

　第3章ではほぼ制圧できたと考えられるのに感染者数が再び増加していると考えられる感染症として，腸管出血性大腸菌感染症，結核，梅毒，レプトスピラ症，ウイルス性下痢症，デング熱，麻疹，狂犬病，成人T細胞白血病，アスペルギルス症，そしてマラリアを取り上げています.

　第4章では依然として制圧が困難と考えられている感染症として，薬剤耐性菌感染症，侵襲性細菌感染症，ヒトパピローマウイルス（HPV）感染症，急性灰白髄炎（ポリオ），エンテロウイルス感染症，インフルエンザ，B型肝炎，急性脳炎，エキノコックス症，および愛玩動物由来感染症を取り上げています.

　第5章では，新たに発生している感染症として，新型コロナウイルス感染症（COVID-19），ジカウイルス感染症，エボラウイルス感染症，ラッサ熱，重症熱性血小板減少症を伴う症候群（SFTS），およびコウモリ由来感染症を取り上げています.

　最後に第6章として，感染症の研究者と国民は，感染症に対しどのような対応をしていくべきなのか，私たちの責任について触れたいと思います.

（菅又昌実）

感染症法における分類一覧 （令和3年3月3日改正）

感染症の分類	定義・疾病名		
一類	感染力，罹患した場合の重篤性等に基づく総合的な観点からみた危険性が極めて高い感染症		
	エボラ出血熱	南米出血熱	ラッサ熱
	クリミア・コンゴ出血熱	ペスト	
	痘そう	マールブルグ病	
二類	感染力，罹患した場合の重篤性等に基づく総合的な観点からみた危険性が高い感染症		
	急性灰白髄炎	重症呼吸器症候群（SARS）[*1]	鳥インフルエンザ（H7N9）
	結核	中東呼吸器症候群（MERS）[*2]	
	ジフテリア	鳥インフルエンザ（H5N1）	
三類	感染力や罹患した場合の重篤性などに基づく総合的な観点からみた危険性は高くないものの，特定の職業に就業することにより感染症の集団発生を起こしうる感染症		
	コレラ	腸管出血性大腸菌感染症	パラチフス
	細菌性赤痢	腸チフス	
四類	人から人への伝染はほとんどないが，動物，飲食物などの物件を介して人に感染し，国民の健康に影響を与えるおそれのある感染症		
	E型肝炎	腎症候性出血熱	ブルセラ症
	ウエストナイル熱（ウエストナイル脳炎含む）	西部ウマ脳炎	ベネズエラウマ脳炎
	A型肝炎	ダニ媒介脳炎	ヘンドラウイルス感染症
	エキノコックス症	炭疽	発疹チフス
	黄熱	チクングニア熱	ボツリヌス症
	オウム病	つつが虫病	マラリア
	オムスク出血熱	デング熱	野兎病
	回帰熱	東部ウマ脳炎	ライム病
	キャサヌル森林病	鳥インフルエンザ（二類の鳥インフルエンザを除く）[*4]	リッサウイルス感染症
	Q熱	ニパウイルス感染症	リフトバレー熱
	狂犬病	日本紅斑熱	類鼻疽
	コクシジオイデス症	日本脳炎	レジオネラ症
	サル痘	ハンタウイルス肺症候群	レプトスピラ症
	ジカウイルス感染症	Bウイルス病	ロッキー山紅斑熱
	重症熱性血小板減少症候群[*3]	鼻疽	

はじめに

感染症の分類	定義・疾病名		
五類	国が感染症発生動向調査を行い，その結果に基づき必要な情報を国民や医療関係者などに提供・公開していくことによって，発生・拡大を防止すべき感染症		
	アメーバ赤痢	細菌性髄膜炎[*7]	バンコマイシン耐性黄色ブドウ球菌感染症
	RS ウイルス感染症	ジアルジア症	バンコマイシン耐性腸球菌感染症
	咽頭結膜熱	侵襲性インフルエンザ菌感染症	百日咳
	インフルエンザ[*5]	侵襲性髄膜炎菌感染症	風疹
	ウイルス性肝炎（E 型肝炎及び A 型肝炎を除く）	侵襲性肺炎球菌感染症	ペニシリン耐性肺炎球菌感染症
	A群溶血性レンサ球菌咽頭炎	水痘	ヘルパンギーナ
	カルバペネム耐性腸内細菌科細菌感染症	水痘（入院例に限る）	マイコプラズマ肺炎
	感染性胃腸炎	性器クラミジア感染症	麻疹
	感染性胃腸炎（ロタウイルスに限る）	性器ヘルペスウイルス感染症	無菌性髄膜炎
	急性出血性結膜炎	尖圭コンジローマ	メチシリン耐性黄色ブドウ球菌感染症
	急性弛緩性麻痺（急性灰白髄炎を除く。）	先天性風疹症候群	薬剤耐性アシネトバクター感染症
	急性脳炎[*6]	手足口病	薬剤耐性緑膿菌感染症
	クラミジア肺炎（オウム病を除く）	伝染性紅斑	流行性角結膜炎
	クリプトスポリジウム症	突発性発疹	流行性耳下腺炎
	クロイツフェルト・ヤコブ病	梅毒	淋菌感染症
	劇症型溶血性レンサ球菌感染症	播種性クリプトコックス症	
	後天性免疫不全症候群	破傷風	
新型インフルエンザ等感染症	人から人に伝染すると認められるが一般に国民が免疫を獲得しておらず，全国的かつ急速な蔓延により国民の生命及び健康に重大な影響を与えるおそれがある感染症		
	新型インフルエンザ	再興型インフルエンザ	
	新型コロナウイルス感染症[*8]	再興型コロナウイルス感染症	
新感染症	人から人に伝染すると認められ，既知の感染症と症状等が明らかに異なり，その伝染力及び罹患した場合の重篤度から危険性が極めて高い感染症		
指定感染症	既知の感染症の中で，一から三類及び新型インフルエンザ等感染症に分類されないが同等の措置が必要となった感染症（延長含め最長 2 年）		

*1：病原体がベータコロナウイルス属 SARS コロナウイルスであるものに限る.
*2：病原体がベータコロナウイルス属 MERS コロナウイルスであるものに限る.
*3：病原体がフレボウイルス属 SFTS ウイルスであるものに限る.
*4：鳥インフルエンザ（H5N1 及び H7N9）を除く.
*5：鳥インフルエンザ及び新型インフルエンザ等感染症を除く.
*6：ウエストナイル脳炎，西部ウマ脳炎，ダニ媒介脳炎，東部ウマ脳炎，日本脳炎，ベネズエラウマ脳炎及びリフトバレー熱を除く.
*7：インフルエンザ菌，髄膜炎菌，肺炎球菌を原因として同定された場合を除く.
*8：病原体がベータコロナウイルス属のコロナウイルス（令和二年一月に中華人民共和国から世界保健機関に対して，人に伝染する能力を有することが新たに報告されたものに限る.）

第1章

日本の感染症対策

1 ｜ 基本戦略

　日本の感染症の基本戦略を述べる前に，筆者の体験したエピソードを述べることとする．

　第 1 のエピソードは，筆者が感染症研究の道に進もうとしているときのことである．国立予防衛生研究所（現国立感染症研究所）腸内ウイルス部の甲野禮作先生からお電話を頂戴した．パキスタンのカラチにおいて，小児に原因不明の脳炎が多発しており（1980 ～ 1985 年），これが日本脳炎か否かを明らかにするためのウイルス班に参加しないかというお誘いであった．現地に赴き驚いたことは，スラム街の子どもたちには手を洗う水道水がなかったこと，水たまりをすくい，飲み水としていたことである．手を洗う前提として当然のごとく水道の蛇口があると思っていた私はショックをうけた．

　第 2 のエピソードは，国立予防衛生研究所の元所長 大谷　明 先生の代理で旧ソビエト連邦支援ワクチン全国会議日本代表（1999 ～ 2000 年）として出席していたときのことである．「どうして崩壊したソ連に対してポリオ，ジフテリアのワクチンを積極的に供与するのか？」とノルウェーの代表に質問した．すると「国内でどれだけポリオとジフテリアの発生を抑えても，移民を通して入ってくるポリオを抑えなければならないからだ」という答えが返ってきた．地続きにあることと，移民の受け入れを積極的に受け入れているノルウェーならではの事情があったのである．

　国内に発生していない伝染病を抑えるためには，低開発国の感染症撲滅の公衆衛生学的支援を積極的に行う必要があるということ，要するに日本の感染症対策の基本戦略とは国内と国外における水と空気に対する公衆衛生的対策であるということがわかる．

　この 2 つのエピソードは，感染症の基本戦略として，筆者にとって公衆衛生学的対応を行う上で最も重要な出来事となった．手と口，あるいは水と空気を介した病原体の侵入を防ぐ公衆衛生対策を支援すること，日本を取り巻く国々での正

確な診断，さらにワクチン接種を中心とした感染症対策を支援することである．

公衆衛生学的観点から積み上げている日本の感染症対策の基本戦略を，次に述べる．

---

2 | 地方衛生行政の最前線—保健所と地方衛生研究所

感染症が疑われたときに，保健所から最初に血液・脊髄液その他の資料が送られるところが地方衛生研究所である．そして地方衛生研究所で行われるのが病原体の診断である．保健所から地方衛生研究所までの移送の正確さが診断の正確さに直結する．地方衛生研究所では，中央の国立感染症研究所で行われている最良で最新の方法によって診断を行う．

しかし，地方衛生研究所は中央の研究所に比べてその正確さに差がみられることがあり，この中央と地方とでの診断力の差の解消に国立感染症研究所は力を入れていることも多いのである．

---

3 | AMED 研究と厚生労働科学研究

1988 年大臣官房により設置された厚生科学課は，1993 年にすべての試験研究費を一本化することになった．

2015 年，日本医療研究開発機構 Japan Agency for Medical Research and Development（AMED）は医療分野の研究開発およびその環境整備の中核的な役割を担うために設立された．

厚生労働省における 2021 年の研究開発関連予算は 561 億円（前年比 99％）で，AMED 関係経費（主に技術開発的研究が中心）は 467 億円（前年比 99％），厚生労働科学・調査研究費（衛生学的思考型研究が中心）は 94 億円（前年比 98％）である（表 1-1）．両研究費は，"国民の健康を保持し，生命・財産を守る"

　厚生労働行政推進のための公的な研究助成制度であり，その萌芽は 1946 年に創設された厚生労働科学研究費補助金制度とされている．AMED 研究と厚生労働科学研究の両者の違いと位置付けは表 1-2 に示す．

表 1-1　2021（令和 3）年度研究開発関連予算案の概要

令和 3 年度予算	
研究開発関連予算	561 億円（令和 2 年度：566 億円・99%）
うち日本医療研究開発機構関係経費	467 億円（令和 2 年度：470 億円・99%）
うち厚生労働科学・調査研究費	94 億円（令和 2 年度： 96 億円・98%）

日本医療研究開発機構関係経費	厚生労働科学・調査研究費
1．医薬品プロジェクト 　　　　181.8 億円（183.6 億円）	Ⅰ．行政政策研究分野 　行政政策研究事業　　 7.1 億円（ 7.7 億円） 　厚生労働科学特別研究事業 　　　　　　　　　　 2.4 億円（ 2.6 億円）
2．医療機器・ヘルスケアプロジェクト 　　　　 20.6 億円（ 20.5 億円）	
3．再生・細胞医療・遺伝子治療プロジェクト 　　　　 54.6 億円（ 56.4 億円）	Ⅱ．疾病・障害対策研究分野 　成育疾患克服等次世代育成基盤研究事業 　　　　　　　　　　 3.2 億円（ 3.2 億円）
4．ゲノム・データ基盤プロジェクト 　　　　103.5 億円（100.9 億円）	癌対策推進総合研究事業 　　　　　　　　　　 6.1 億円（ 6.1 億円）
5．疾患基礎研究プロジェクト 　　　　 67.2 億円（ 65.6 億円）	生活習慣病・難治性疾患克服総合研究事業 　　　　　　　　　　 27.0 億円（27.1 億円）
6．シーズ開発・研究基盤プロジェクト 　　　　 39.6 億円（ 42.7 億円）	長寿・障害総合研究事業 　　　　　　　　　　 8.3 億円（ 8.5 億円）
	感染症対策総合研究事業 　　　　　　　　　　 15.2 億円（15.4 億円）
	Ⅲ．健康安全確保総合研究分野 　地域医療基盤開発推進研究事業 　　　　　　　　　　 3.3 億円（ 3.4 億円）
	労働安全衛生総合研究事業 　　　　　　　　　　 1.2 億円（ 1.2 億円）
	食品医薬品等リスク分析研究事業 　　　　　　　　　　 17.0 億円（17.4 億円）
	健康安全・危機管理対策総合研究事業 　　　　　　　　　　 2.8 億円（ 3.5 億円）
合 計（1 ～ 6）　　　467 億円（ 470 億円）	合 計（Ⅰ＋Ⅱ＋Ⅲ）　　94 億円（ 96 億円）

注 1）各予算案額は概数
　　2）括弧書きは令和 2 年度予算額

（厚生労働省：第 120 回科学技術部会資料，令和 3 年 3 月 3 日）

表 1-2　AMED 研究および厚生労働科学研究の位置付け

	各種政策立案，基準策定等のための基礎資料や科学的根拠を得るための調査研究	各種政策の推進，評価に関する研究	各種政策に関係する技術開発に関する研究
医療分野 [1]			AMED 研究
医療以外の分野 [2]	厚生労働科学研究		

注 1）医療分野：医薬品創出，医療機器開発，革新的な医療技術創出拠点，再生医療，オーダーメイド・
　　　ゲノム医療，癌，精神・神経疾患，新興・再興感染症，難病，その他
　　2）医療以外の分野：労働安全衛生，食品安全，化学物質安全対策，健康安全・危機管理対策等

（厚生労働省：第 120 回科学技術部会資料，令和 3 年 3 月 3 日）

4　AMED 研究および厚生労働科学研究における共通性

　この両研究に共通していることは，採択に際して，国民的ニーズが高く，確実に成果が上げられることである．技術開発型（AMED 研究），および目的志向型（厚生労働科学研究），いずれの研究課題においても，一定数の審査員を置き，事前審査で採択を決めている．一般に 3 年（特例として 5 年）の研究期間で研究開始後毎年，国立感染症研究所所長，研究代表者（または研究分担者），国立感染症研究所企画調整センター長，厚生労働省結核感染症課対応要員，それにプログラムオフィサー Program Officer（PO）が一堂に会して，進行中の研究の進捗状況を観察している．そして年に一度国立感染症研究所所長を筆頭に，そのほか事前採択委員，オブザーバーとしてプログラムオフィサーおよび専門家を置いた成果発表会を 2 月に開いている．

　昨年から，研究班施設における発表会に代わって新型コロナウイルス感染症の影響によりネット会議における班会議が開かれているが，これの良し悪しがみえてくるのにはもう少し時間がかかるものと思われる．

表 1-3　WHO に対する日本の財政的貢献の推移

	日本の分担率 （%）	加盟国の分担総額 （1,000 米ドル）	日本の分担額 （1,000 米ドル）	日本の任意拠出金 （1,000 米ドル）
1990（平成　2）年度	11.17	326,870	34,690	9,296
2000（　　12）	20.24	421,327	84,701	16,040
2005（　　17）	19.47	431,550	83,565	10,660
2010（　　22）	16.63	472,557	77,212	11,308
2015（　　27）	10.83	479,274	50,323	17,530
2020（令和　2）	8.56	488,947	40,976	17,249

注 1：任意拠出金の額は，厚生労働省支払分のみであり，他省支払分は含まれていない．
　2：2021 年の WHO への分担率の上位 5 カ国は，①米国（22.0000%）②中国（12.0058%）③日本（8.5645%）④ドイツ（6.0904%）⑤英国（4.5673%）である。
（厚生労働省大臣官房国際課調べ）

5　感染症に対する日本の国際貢献（表 1-3）

　日本における公的資金による国際医療保健協力について，資金協力では，政治的側面があるものの，大雑把にいって国内予算の 3 倍以上はあるものと考えられる．加えて WHO への拠出金を加えると 1.1 億円を超える．2021 年にはこれに新型コロナウイルス感染症対策費も含まれると思われる．

6　日本の国際貢献の問題点

　日本の拠出金割合は提供資金比率総額の 8.56% で 31 万ドル，新型コロナウイルス感染症対策で別途に 7.581 万ドルを追加拠出（2020 年）しており，これに対する人員は 47 人である．
　このことは毎年問題となるところで，提供する意見の独自性を通す上でも，適正人数の 94 〜 128 人に近づけることが必要である．

7　適応資材とその維持費負担

　2011 年筆者が，1999 年トルコ・マルマラ地震の地震調査に赴いたとき，日本の技術支援によって大量のフリーザーが届いているものの故障修理費用がないために多くのフリーザー（少なくみても 20 台以上）が放置されている実態を現地人対応要員に懸命に説明されて困惑した．フリーザーが何台もあるのに故障して稼働していないのである．これこそ，政治資金と非営利団体における贈与の活用が必要なのではないかと思う．

8　現地調査の必要性

　外国の支援にあたっては国土の形状と広さとを考慮する必要がある．

　ベトナムを例にあげる．ベトナムは国土が南北に長いことから，ハノイとホーチミンの現地調査を行うだけではベトナムを見たことにならない．中部のフエも合わせ見ることで初めてベトナム全体を見たことになる．地形の違いだけではなく，政治・経済的にみても南北で異なるために現地に赴かない調査では得てしてこうした事態になりやすい．

　地域における技術格差をなくすことも重要である．また，確定診断を多く行う上で検査系全体を減量することも，検体数をこなすために低開発国にとってとても大事な要件の一つである．

（菅又昌実）

第 **2** 章

日本の感染症の
発生状況

　わが国では，感染症を予防し，発生の端緒を掴み，広範囲に広がったときに適切に対応できるように，1999年4月から「感染症法」を施行した．感染症法に登録されている感染症を診断した医師は保健所に届出する決まりであり，感染症の種類によって，強制的な入院勧告や就業制限など感染拡大を予防するための措置が行われる．第2章では感染症法に基づくサーベイランスで見いだされた日本の感染症の発生状況を感染症間で比較しながらまとめてみたい．データは国立感染症研究所感染症発生動向調査より引用した．

1　感染症法で取り扱う感染症

　感染症発生動向調査で取り扱う疾患は，主に全数把握の対象である感染症と定点把握の対象感染症に分かれる．

1　全数把握の対象

　全数把握が求められる疾患は，発生数が希少，あるいは周囲への感染拡大防止を図ることが必要な感染症である．

1　一類感染症

　エボラ出血熱，痘そう，ペスト等感染力や罹患した場合の重篤性など危険性が極めて高い感染症．患者，疑似症患者および無症状病原体保有者について入院などの措置を講ずる．

2　二類感染症

　結核，SERS，MERS，鳥インフルエンザ等感染力や罹患した場合の重篤性など危険性が高い感染症．患者および一部の疑似症患者について入院などの措置を講ずる．

3　三類感染症

　コレラ，細菌性赤痢，腸管出血性大腸菌感染症等感染力や罹患した場合の重篤

性など危険性は高くないものの，特定の職業に就業することにより感染症の集団発生を起こしうる感染症．患者および無症状病原体保有者について就業制限などの措置を講ずる．

4 四類感染症

E型肝炎，A型肝炎，重症熱性血小板減少症候群，デング熱などヒトからヒトへの感染はほとんどないが，動物，飲食物などを介してヒトに感染し，国民の健康に影響を与えるおそれのある感染症．媒介動物の輸入規制，消毒，物件の廃棄などの物的措置が必要である．

5 五類感染症

アメーバ赤痢，B型，C型ウイルス性肝炎，急性脳炎等，国が感染症発生動向調査を行い，その結果に基づき必要な情報を国民や医療関係者などに提供・公開していくことによって，発生・拡大を防止すべき感染症．発生動向の収集把握と情報の提供を求める．

この他，新型インフルエンザ等感染症，新感染症，指定感染症という分類がある．

2 | 定点把握の対象感染症

定点把握を行っている疾患は，発生動向の把握が必要なもののうち，患者数が多数で，全数を把握する必要はないものである．

2 | 感染症の発生動向

感染症法で取り扱う感染症のうち，わが国でこれまでに報告があるものについて，届出対象の感染症を主要な標的臓器，感染ルートごとに分類して説明する．各感染症の詳細については各項目を参照されたい．

1 ｜ 熱性疾患 (図 2-1)

　病原性レプトスピラが保菌動物の腎臓に保菌され，尿中に排出された水や土壌から経皮的，経口的に感染するレプトスピラ症は 2016 年に 78 人とピークに達した後，近年は減少している．家畜やネコなどのペットの流産や出産に関連して，胎盤に感染している *Coxiella burnetii* を吸入するなどして発症する Q 熱は 2002 年の 47 人から継時的に減少し，最近は報告がない年もある．シラミ，ヒメダニによって媒介されるボレリアによる回帰熱は 2010 年から発生がみられ，2014 年頃から増加傾向にあり，特に 2020 年は前年の 7 人に比べて 15 人と倍増した．ブルセラ症はウシ，ブタなどの感染動物の加熱殺菌が不十分な乳・チーズなど乳製品や肉の摂取により感染を起こすブルセラ属菌による人獣共通感染症である．2014 年に 10 人とピークに達し，その後減少している．

　以上，熱性疾患としては，レプトスピラ症，Q 熱，ブルセラ症は減少傾向または落ち着いているが，回帰熱は増加傾向にあり注意が必要である．

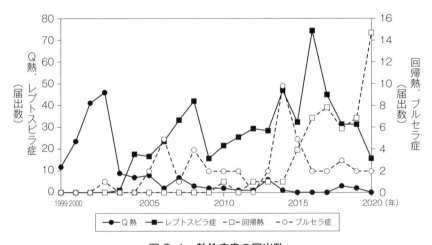

図 2-1　熱性疾患の届出数

2 性感染症（図2-2）

　梅毒トレポネーマの感染によって生じる梅毒は急激に増加して 2018 年の 7,007 人がピークになっているが，ここ 2 年は減少傾向にある．ヒト免疫不全ウイルス（HIV）の感染によって免疫不全が生じた状態を後天性免疫不全症候群（AIDS）と呼ぶが，届出は無症候性キャリアと分けている．合計数は 2008 年の 1,567 人まで徐々に増加してきたが，その後 2019 年まで平衡状態で，特に 2020 年は前年に比べて 6 割減と急減した．クラミジア・トラコマチスにより尿道炎や子宮頸管炎を起こす性器クラミジアはわが国で最も多い性感染症であり，2002 年に定点あたりの届出数が 47.73 とピークに達し，その後 2008 年に 27.1 まで減少したものの，その後は 24 ～ 28 と平衡状態である．淋菌の感染による尿道炎や子宮頸管炎を起こす淋菌感染症は 2002 年に定点あたりの届出数が 23.91 とピークに達した後，2009 年の 9.66 まで徐々に減少したものの，その後は 7.86 ～ 10.7 と平衡状態にある．単純ヘルペスウイルス（HSV）の感染によって性器やその周辺に水疱や潰瘍などの病変が形成される性器ヘルペスは 2006 年に定点あたりの届出数が 11.04 とピークに達した．その後 8.07 ～ 9.58 と変化はみられない．ヒトパピロー

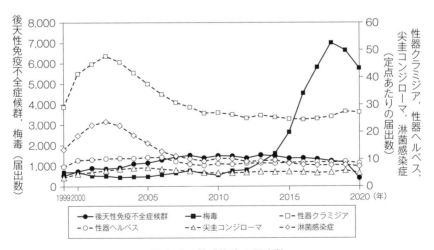

図 2-2　性感染症の届出数

マウイルス（HPV）は6，11型などが原因となり，生殖器とその周辺に隆起性病変を示す尖圭コンジローマは2000年以降定点あたりの届出数が5.08 〜 7.3と変化はみられない．

　以上，性感染症では，AIDS，性器クラミジア，淋菌感染症，性器ヘルペス，尖圭コンジローマは最近届出数に増減はなく，一方，梅毒は増加傾向にある．他の多くの感染症が減少傾向にある中で，減少傾向がみられない性感染症は引き続き注意が必要である．

3 脳炎，髄膜炎 (図2-3, 2-4)

　2013年4月より届出対象になった肺炎レンサ球菌による侵襲性肺炎球菌感染症は2019年に3,344人まで急激に増加したが，2020年には1,624人と半減している．2003年から届出が始まった種々の病原体による脳組織の炎症に起因する疾患群の総称である急性脳炎（日本脳炎等を除く）は2019年の959人まで徐々に増加したが，2020年には482人と半減している．ヒトの上気道に常在するインフルエンザ菌が侵襲性感染症（本来，無菌環境である部位から，起因菌が分離された感染症）として，髄液または血液から検出された侵襲性インフルエンザ菌感染症は，2013年の108人から届出が始まり，2019年に543人まで急増した後，2020年には249人と半減している．異常プリオンタンパクが中枢神経系に蓄積し，不可逆的な致死性神経障害を生じ，脳組織の海綿状変性を特徴とするクロイツフェルト・ヤコブ病は1999年の92人から徐々に増加して2018年に221人とピークに達している．世界ポリオ根絶計画の中で提唱された新しい概念で，「急性に四肢の弛緩性運動麻痺を呈する疾患」の総称である急性弛緩性麻痺（ポリオを除く）は，2018年の141人から届出が始まり，減少傾向にあり，特に2019年の78人から2020年は32人と半減した．化膿性髄膜炎のうち，髄膜炎菌を起炎菌とするものを髄膜炎菌性髄膜炎と呼んでいたが，2013年4月から髄膜炎菌が髄液または血液などの無菌部位から検出された侵襲性髄膜炎菌感染症へと変わっている．髄膜炎菌性髄膜炎は1999 〜 2012年まで7 〜 20人と平衡状態にあったが，侵襲

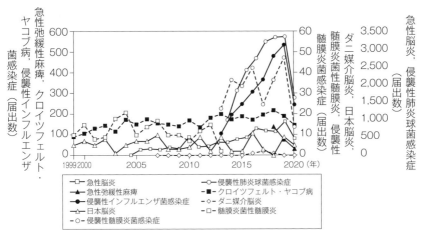

図2-3　脳炎, 髄膜炎の届出数

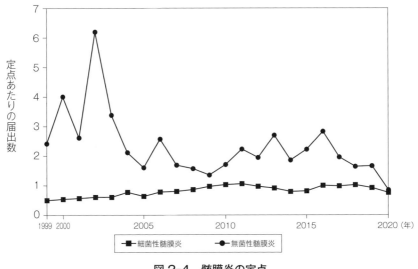

図2-4　髄膜炎の定点

性髄膜炎菌感染症としては2013年の108人から2019年に48人まで増減しなが
ら徐々に増加したものの, 2020年には14人と半減している. 主にコガタアカイ
エカによって媒介され, 日本脳炎ウイルスによって起こる日本脳炎はほぼ1桁台

の報告数にとどまっている．マダニ科に属する各種のマダニによって媒介される
フラビウイルス感染症のダニ媒介脳炎は2007年から届出疾患になり，2016〜
2018年に1〜2人報告されている．肺炎球菌，髄膜炎菌などの細菌感染による
細菌性髄膜炎は定点あたりの届出数が0.7〜1.1と1999年から現在まで届出数に
大きな変化はない．一方，エンテロウイルス属の感染が全体の約70〜80％程度
を占める無菌性髄膜炎は2002年に定点あたりの届出数が6.31とピークに達した
ものの，その後2019年に1.7まで増減を繰り返して減少し，2020年には0.87と
半減している．

　以上，脳炎・髄膜炎としては，ダニ媒介脳炎や日本脳炎は発生数が少なく，急
性弛緩性麻痺や無菌性髄膜炎は減少傾向にあり，クロイツフェルト・ヤコブ病，
細菌性髄膜炎は変化が少ない．一方，侵襲性インフルエンザ菌感染症，侵襲性肺
炎球菌感染症，急性脳炎，侵襲性髄膜炎菌感染症は，増加傾向にあり注意が必要
である．

4 ｜ 呼吸器感染症 （図2-5，2-6）

　結核は2007年から届出疾患となり，2011年に31,483人とピークに達した後，
徐々に減少している．本来，土壌などの自然環境中の細菌であるが，給湯系，渦
流浴などにアメーバを宿主として増殖しているレジオネラ属菌によるレジオネラ
症は，1999年の56人から徐々に増加し，2019年には2,316人に達した．オウム
病クラミジアによる人獣共通感染症であるオウム病は，2002年の54人をピーク
に徐々に減少している．真菌のクリプトコックス属が髄液，血液など全身で検出
され，肺炎や脳炎を起こす播種性クリプトコックス症は2014年から届出される
ようになり，2018年には182とピークに達している．インフルエンザウイルス
influenza virusを病原とするインフルエンザは，2009年に定点あたりの届出数
が643.34と大流行になったが，それ以外の年は増減を繰り返し，2019年に
379.77まで徐々に増加したものの，2020年には95.83と1/4に急減している．上
気道炎や化膿性皮膚感染症などの原因菌としてよくみられるグラム陽性菌のA

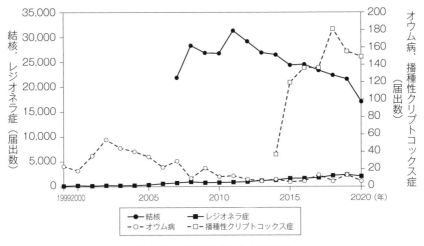

図 2-5　呼吸器感染症の届出数

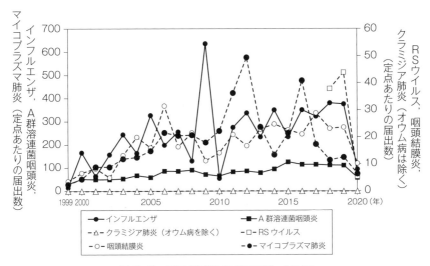

図 2-6　呼吸器感染症の届出数（定点）

　群溶血性レンサ球菌は，侵入部位や組織によって多彩な臨床症状を引き起こす．A 群溶連菌咽頭炎は 2015 年に定点あたりの届出数が 127.55 とピークに達したものの，その後徐々に減少し，2019 年に 112.51 になり，2020 年には 58.92 と半減

している．肺炎マイコプラズマという細菌感染であるマイコプラズマ肺炎は，増減を繰り返しながら増加し，2012年に定点あたりの届出数が49.99とピークに達し，その後2019年に12.69まで徐々に減少し，特に2020年には6.54と半減している．respiratory syncytial（RS）ウイルス感染は軽症の感冒様症状から重症の細気管支炎や肺炎などの下気道疾患に至るまでさまざまであるが，乳幼児の初感染においては下気道疾患を起こす危険性は高い．2018年から届出が始まったRSウイルス感染症は，2018年，2019年は定点あたりの届出数が38.29，44.39であったが，2020年には5.5と88％減少している．数種の型のアデノウイルスによる発熱，咽頭炎，眼症状を主とする小児の急性ウイルス性感染症である咽頭結膜炎は，2006年に定点あたりの届出数が31.87とピークに達し，その後増減を繰り返しながら，2019年に23.91まで徐々に減少したものの，2020年には10.39と半減している．クラミジア肺炎には，肺炎クラミジア，トラコーマ・クラミジア，オウム病クラミジアによる肺炎がある．クラミジア肺炎（オウム病は除く）は，2013年に定点あたりの届出数が1.59とピークに達し，その後徐々に減少し，2019年に0.2に，2020年には0.11と半減している．

　以上，呼吸器感染症としては，結核，オウム病，インフルエンザ，マイコプラズマ肺炎，クラミジア肺炎は減少傾向にあり，A群溶連菌咽頭炎，RSウイルス感染症，咽頭結膜炎は大きな増減はない．一方，播種性クリプトコックス症，レジオネラ症は増加傾向にあり，注意が必要である．

5 ｜ 消化器感染症 （図2-7, 2-8）

　ベロ毒素を産生する大腸菌由来であり，特に血清型のO157が最も多い腸管出血性大腸菌は2007年に4,617人とピークに達した後，減少傾向にある．原虫である赤痢アメーバ感染に起因する疾患を，消化器症状を主症状とするものばかりでなく，それ以外の臓器に病変を形成したものも含めてアメーバ赤痢としており，2016年に1,151人とピークに達した後，徐々に減少している．患者や保菌者の糞便，汚染された手指，食品，水，ハエ，器物を介して直接または間接的に感染す

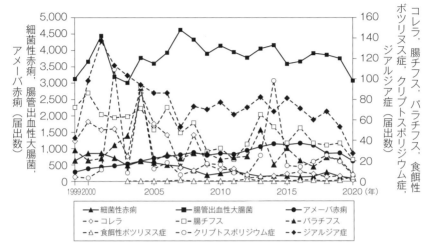

図2-7　消化器感染症の届出数

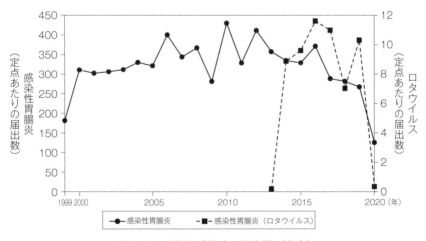

図2-8　消化器感染症の届出数（定点）

る細菌性赤痢は2001年に844人とピークに達した後，その後徐々に減少している．
Giardia lamblia の感染によって引き起こされ，ヒトとヒトの接触や食品を介した小規模集団感染と，飲料水を介した大規模な集団感染が知られているジアルジア症は，2001年に137人とピークに達し，その後徐々に減少し，2019年に53人

に，さらに 2020 年には 27 人と半減している．ウシ，ブタ，イヌ，ネコ，ネズミなどの腸管寄生原虫により，AIDS 患者での致死性下痢症として知られ，健常者においても水様下痢症の原因となるクリプトスポリジウム症は，2002，2004，2014 年に大流行を示したものの，それ以外は年間 3 〜 25 人と落ち着いている．パラチフス，腸チフスは，それぞれパラチフス A 菌，チフス菌による全身性感染症であり，下痢や腸出血も起こすが，特徴的な症状に欠ける．パラチフスは 2004 年に 91 人とピークに達し，その後 20 〜 30 人で経過し，2019 年には 21 人となり，2020 年には 7 人と 7 割急減している．腸チフスは 2000 年に 86 人とピークに達し，その後減少し，最近は年間 20 〜 40 人で経過している．コレラ菌で汚染された水や食物を摂取することによって感染するコレラは 2004 年に 86 人とピークに達し，その後減少傾向を示し，最近は 1 桁台で，特に 2020 年には 1 人であった．ボツリヌス菌が産生するボツリヌス神経毒素が経口感染することで起こる全身の神経麻痺を生じる食餌性ボツリヌス症は，2003 年から届出されているものの，年間 0 〜 4 人と発生は少ない．多くの細菌，ウイルス，寄生虫が原因病原体となりうる感染性胃腸炎は，2010 年に定点あたりの届出数が 409.08 とピークに達したものの，その後徐々に減少し，2019 年に 256.39 になり，さらに 2020 年には 123.21 と半減している．乳幼児の重症急性胃腸炎の主要な原因病原体のロタウイルスの感染症は，2013 年から感染性胃腸炎と別に届出されるようになり，2016 年に 11.04 とピークになり，2019 年に 9.82 に，2020 年には 0.48 と 95 ％激減している．

　以上，消化器感染症としては腸管出血性大腸菌，アメーバ赤痢，細菌性赤痢，ジアルジア症，クリプトスポリジウム症などの感染性胃腸炎は減少傾向が続いており，パラチフス，腸チフス，コレラ，ロタウイルスは当初減少後，最近は落ち着いている．食餌性ボツリヌス症はほとんど報告がない．消化器感染症は近年の良好な衛生環境により全体として減少傾向にある．

6 | 肝 炎 （図2-9）

　A型肝炎ウイルスによって糞口感染するA型肝炎は2002，2006，2010，2014，2018年と流行を繰り返し，特に2018年は926人と男性同性愛者を中心に大流行をみせた．2019年は425人だったが，2020年には119人と半減した．B型肝炎ウイルスが血液を介して感染するB型肝炎は，1999年の510人からその後徐々に減少し，2020年には231人になった．E型肝炎ウイルスによる経口伝播型のE型肝炎は，1999年から徐々に増加し2019年に493人になった．C型肝炎ウイルスが血液を介して感染するC型肝炎は，1999年の136人からその後徐々に減少してきたが，2010年頃からは25〜35人で，2019年は31人だったが，2020年には14人と半減した．キツネ，イヌなどの糞便内のエキノコックス属条虫の虫卵を経口摂取することで感染するエキノコックス症は，近年15〜30人くらいで落ち着いている．

　以上，肝炎としては，B，C型肝炎は減少傾向にあり，エキノコックス症は落ち着いている．一方，増加傾向にあるE型肝炎と，ときどき流行するA型肝炎には注意が必要である．

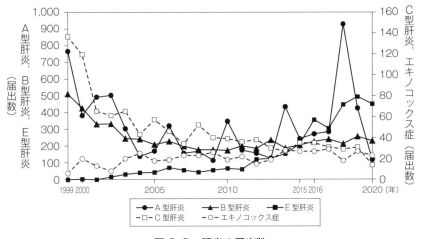

図 2-9　肝炎の届出数

7 小児科領域感染症 (図2-10, 2-11)

　グラム陰性桿菌である百日咳菌の感染による特有の痙攣性の咳発作を特徴とする百日咳は，2018年から報告対象疾患に選ばれ，2018，2019年に12,115人，16,845人の報告があったが，2020年は2,932人と83％急激に減少した．発熱，発疹，リンパ節腫脹を特徴とする風疹ウイルスによる風疹は，2008年から報告され，2013年に14,344人と増加し，減少後再び増加し，2019年に2,298人であったものの，2020年には100人と96％急激に減少した．空気感染，飛沫感染，接触感染とさまざまな感染経路でヒトに極めて強い感染力を示す麻疹ウイルスによる麻疹は，2008年から届出疾患に指定され，2008年の11,013人から急激に減少し，2015年に35人まで減少後，増加に転じ，2019年に744人となったものの，2020年には13人と98％急激に減少した．ボツリヌス菌が産生するボツリヌス神経毒素によって起こる全身の神経麻痺を生じる神経中毒疾患であるボツリヌス症は，病態により食餌性ボツリヌス症，乳児ボツリヌス症，創傷ボツリヌス症，成人腸管定着ボツリヌス症の4型に分けられる．乳児ボツリヌス症は年間0〜5人と少なく，増加の傾向もみられない．妊娠初期に風疹に罹患すると，風疹ウイルスが胎児に感染して，出生児に先天性心疾患，難聴，白内障などがみられる先天性風疹症候群は年間0〜4人程度だが，2004年10人，2013年32人，2014年9人と多い年もある．コクサッキーA16，エンテロウイルスなどにより，口腔粘膜および手や足などに現れる水疱性の発疹を主症状とした手足口病は，定点あたりの届出数は徐々に増加し，最近は隔年で増減を繰り返し，2019年に127.54とピークに達した．水痘帯状疱疹ウイルスによって起こる水痘は，2000年に定点あたりの届出数は92.36とピークに達した後，2020年は9.25と徐々に減少している．ムンプスウイルスによって起こる片側あるいは両側の唾液腺の腫脹を特徴とする流行性耳下腺炎は，2006年に定点あたりの届出数は66.57とピークに達した後，減少している．コクサッキーウイルスA群が主な原因となる発熱と口腔粘膜にあらわれる水疱性の発疹を特徴としたヘルパンギーナは，1999年に定点あたりの届出数は53.84とピークに達した後，2019年に30.76まで減少後，2020年に8.76

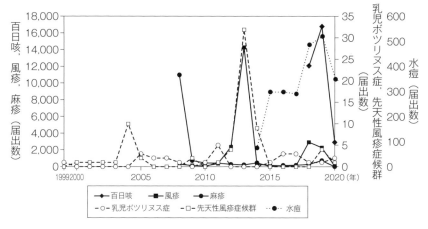

図 2-10　小児科領域感染症の届出数

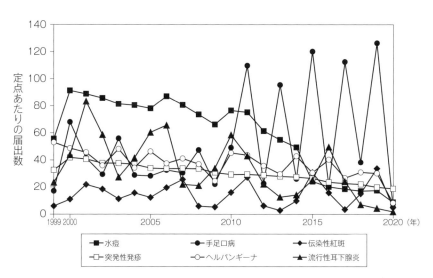

図 2-11　小児科領域感染症の届出数（定点）

と 72% 急減している．ヒトヘルペスウイルス 6，7 による突然の高熱と解熱前後
の発疹を特徴とする突発性発疹は，2000 年に定点あたりの届出数は 42.57 とピー
クに達した後，2020 年の 19.34 まで徐々に減少した．ヒトパルボウイルス B19

感染により，頬に出現する蝶翼状の紅斑を特徴とし，小児を中心にしてみられる伝染性紅斑は，定点あたりの届出数が4年ごとにピークを示し，3〜35と増減を繰り返している．

　以上，小児科領域感染症としては水痘，流行性耳下腺炎，ヘルパンギーナ，突発性発疹は減少傾向にあり，百日咳，風疹，伝染性紅斑，手足口病は増減を繰り返している．乳児ボツリヌス症，先天性風疹症候群はほとんど1桁台で経過している．一方，麻疹は増加傾向にあり注意が必要である．

8 皮膚科領域感染症 (図 2-12)

　突発的に発症し，急速に多臓器不全に進行するβ溶血を示すレンサ球菌による，敗血症性ショック病態である劇症型溶血性レンサ球菌感染症は，1999年の21人から徐々に増加し，2019年には894人まで増加した．オリエンティア・ツツガムシという細菌をもつダニの一種ツツガムシによって媒介されるツツガムシ病は，2000年の791人から一時減少したものの，2002〜2020年までは313〜511人の間で推移している．紅斑熱群リケッチアの一種リケッチア・ジャポニカを起因病

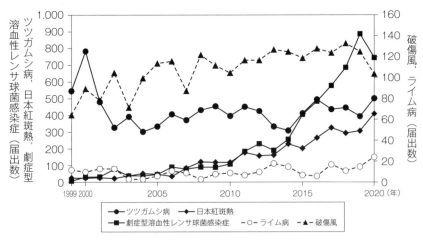

図 2-12　皮膚科領域感染症の届出数

原体とし，野山に入りマダニに刺咬されることにより感染する日本紅斑熱は，1999 年の 39 人から 2020 年の 420 人まで徐々に増加している．芽胞の状態で土壌などの環境に広く存在する偏性嫌気性グラム陽性有芽胞桿菌の破傷風菌が産生する神経毒素による神経疾患である破傷風は，1999 年の 66 人から増加し，2008 〜 2020 年まで 105 〜 134 人の間で推移している．野鼠や小鳥などを保菌動物としてダニによって媒介される人獣共通の細菌（スピロヘータ）によるライム病は，1999 〜 2020 年まで 5 〜 26 人の間で増減している．

　以上のように，皮膚科領域感染症としては，ツツガムシ病，破傷風，ライム病は大きな増減はなく，一方，劇症型溶血性レンサ球菌感染症，日本紅斑熱は増加傾向にあり，注意が必要である．

9 ｜ 眼科領域感染症（図 2-13）

　主に D 種および E 種のアデノウイルスによる疾患で，主として手を介した接触により感染する流行性角結膜炎は，2000 年の定点あたりの届出数は 65.4 から，2019 年の 33.25 まで徐々に減少したものの，2020 年に 11.14 と 67％急減している．

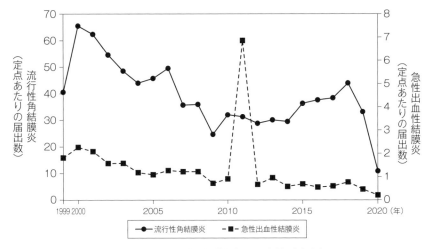

図 2-13　眼科領域感染症の届出数（定点）

主としてエンテロウイルス 70 とコクサッキーウイルス A24 によって引き起こされる．激しい出血症状を伴い，ヒトからヒトへ直接接触伝播する急性出血性結膜炎は，2000 年の定点あたりの届出数は 2.29 から，2011 年に 6.85 と大流行したものの，2019 年の 0.49 まで徐々に減少し，さらに 2020 年に 0.24 と半減している．

　以上のように，眼科領域感染症としては，流行性角結膜炎，急性出血性結膜炎はいずれも減少している．

10 | 薬剤耐性菌感染症 (図 2-14)

　MRSA などグラム陽性菌に有効な抗菌薬であるバンコマイシンに耐性を獲得し，術創感染症を引き起こす場合があるため，外科で問題となっているバンコマイシン耐性腸球菌感染症は，1999 年の 23 人から徐々に増加し，2010 年に 120 人とピークに達した後減少したが，近年再び増加傾向にある．免疫の低下した患者や，外科手術後の患者に感染するカルバペネム耐性腸内細菌科細菌感染症は，2014 年から届出が始まり，2015 年の 1,673 人から 2019 年の 2,333 人と増加傾向にある．アシネトバクター属菌によるカテーテル関連血流感染症や，人工呼吸器

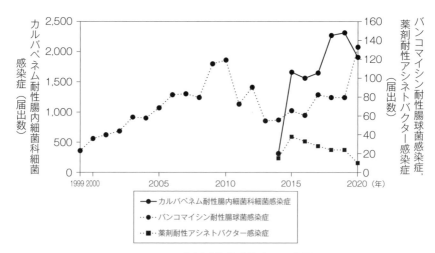

図 2-14　薬剤耐性菌感染症の届出数

関連肺炎などの院内感染症として発症する薬剤耐性アシネトバクター感染症は，2014年から届出が始まり，2015年の38人から若干減少していたが，2020年には10人と2019年の24人から半減している．

　以上のように，薬剤耐性菌としては，薬剤耐性アシネトバクター感染症は減少傾向にあるものの，バンコマイシン耐性腸球菌感染症，カルバペネム耐性腸内細菌科細菌感染症は増加傾向にあり注意が必要である．

11 | 輸入感染症 （図2-15）

　ネッタイシマカなどの蚊によって媒介されるデングウイルスによるデング熱は，1999年の9人から，2019年の461人まで徐々に増加しているものの，2020年には45人と半減した．マラリアの病原体である熱帯熱マラリア原虫，三日熱マラリア原虫，卵形マラリア原虫，四日熱マラリア原虫の4種に分けて報告されているマラリアは，2000年の154人をピークに2019年の57人まで徐々に減少し，2020年には20人と98%急減した．2011年に発表されたブニヤウイルス科フレ

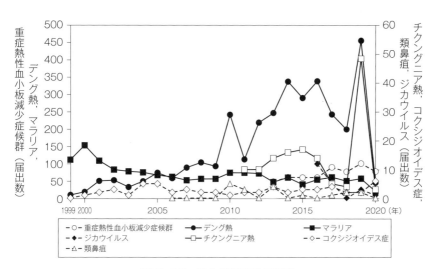

図2-15　輸入感染症の届出数

ボウイルス属に分類される，重症熱性血小板減少症候群（SFTS）ウイルスによるダニ媒介性感染症のSFTSは，2013年の48人から徐々に増加し，2019年には101人になった．ヤブカによって媒介されるチクングニアウイルスによる非致死性の発疹性熱性疾患であるチクングニア熱は，2011年から報告が始まり，年間4〜17人程度で落ち着いていたが，2019年には一時的に49人と流行した．土壌中の菌コクシジオイデス・イミチスを吸入することにより肺に感染するコクシジオイデス症は，1999年から2020年まで1桁台の発生が報告されている．類鼻疽菌を含む土壌や地上水との接触感染によって生じる呼吸器感染症である類鼻疽は，2006年から報告が始まり，2020年まで年間0〜5人の発生が報告されている．不顕性感染率が約80％と高いジカウイルス感染症は，2016年から報告が始まり，2016年は12人と多かったが，以降は年間0〜5人と落ち着いている．

　以上のように，輸入感染症としては，マラリアは減少傾向にあるものの，チクングニア熱は減少傾向がみられず，重症熱性血小板減少症候群，デング熱は増加傾向にあり注意が必要である．コクシジオイデス症，類鼻疽，ジカウイルスの発生は，ほとんど1桁台で経過している．

12 ｜ コロナ禍での感染症の動向

　2020年は2019年に比べて，コロナ禍で届出数に劇的な変化が起こっている．半減した感染症は，AIDS，侵襲性肺炎球菌感染症，急性脳炎，侵襲性インフルエンザ菌感染症，急性弛緩性麻痺，侵襲性髄膜炎菌感染症，無菌性髄膜炎，A群溶連菌咽頭炎，マイコプラズマ肺炎，咽頭結膜炎，クラミジア肺炎，ジアルジア症，感染性胃腸炎，A型肝炎，C型肝炎，急性出血性結膜炎，薬剤耐性アシネトバクター感染症，デング熱である．75％程度減少した感染症はインフルエンザ，パラチフス，ヘルパンギーナ，流行性角結膜であった．さらに，90％減少した感染症はRSウイルス感染症，コレラ，ロタウイルス感染症，百日咳，風疹，麻疹である．発生届の急激な減少の原因としては，マスク着用，手指衛生が行き渡っていること，ヒト同士の接触が減ったこと，海外旅行者の減少，受診控えなどが

考えられる．流行がなくなったことによる免疫をもった人の減少が，翌年の感染流行に与える影響などを，注意深く観察していく必要がある．

---

3 今後の感染症対策

　今回新型コロナウイルス感染症の対応にあたって，日本では多くの情報通信技術（ICT）活用システムが立ち上がった．自治体レベルでも多くのシステムが構築されたが，国も新型コロナウイルス感染者等情報把握・管理支援システム（HER-SYS），医療機関等情報支援システム（G-MIS），ワクチン接種記録システム（VRS），ワクチン接種円滑化システム（V-SYS），接触確認アプリCOCOAなど，多くのシステムを構築した．それぞれのシステムが十分に機能すれば，これまで遅れていた医療領域でのデジタル化が一気に進むとともに，新型コロナウイルス感染症に立ち向かう上で，患者，保健所，医療関係者への大きな力になると期待できる．

　一方，HER-SYS等では入力業務の負担が問題となっている．また，システム間の連携も進んでいない．これらの問題解決には広域データ連携用ミドルウェア「Crossflo Data Exchange®（CDX）」のようなシステムが必要である．これまで異なる電子カルテシステム間ではデータ構造が異なることから統合が困難であり，人力で整理あるいはデータ変換システムを追加する必要があった．CDXは必要なカルテ情報を電子カルテメーカーの仕様の違いに関係なく拾い出し，HER-SYSへの自動入力が可能になる．

　現在の感染症法におけるサーベイランスシステムでは，届出感染症を診断した医師が，病名，診断方法，症状だけでなく，患者の名前，住所，電話番号など個人情報，病院の情報など約19項目（E型肝炎の場合）について届出票に記載して，保健所にFAX等で届出し，保健所で感染症サーベイランスシステム（NESID）に入力する手順になっている．この煩雑さのため全数が届出されているか不明である．実際，五類感染症のB，C型肝炎では国立病院機構の届出数から換算して，

届出数は1割程度にも満たない可能性が推定されている．さらに，手書きのFAX
からNESIDのコンピュータへの入力作業は，新型コロナウイルス感染症の流行
期には保健所にも大きな負担になっている．

　感染症法における届出感染症の診断項目は，抗原（多くはPCR）または抗体
と単純なので，CDXのようなシステムでカルテ内を巡回して，検査が陽性になっ
た患者をみつけだし，届出ファイルにデジタル情報を電子カルテから抽出後，担
当医にファイルを送付して，担当医が感染原因等の医師の判断が必要な項目を追
記してから，デジタルファイルのまま保健所に送れば，保健所はそのまま
NESIDに入力でき，患者発生からNESID登録まで即座に簡潔に済むようになる．
新型コロナウイルス感染症の流行期には，保健所の疲弊と医療体制の崩壊が問題
となっている．CDXのような自動情報抽出集計システムで，自宅・ホテル待機者，
軽症者用，中等症者用，重症者用，回復者用病院，保健所等を結ぶネットワーク
が構築できれば，保健所と医療機関の負担を大幅に軽減できると思われる．以上
のように，感染症におけるICTの活用について期待したい．

（相﨑英樹）

第3章

ほぼ制圧できたと
考えられるのに発生が
再び増加している感染症

1

腸管出血性大腸菌感染症

感染源への指紋を探る

　腸管出血性大腸菌 enterohemorrhagic *Escherichia coli*（EHEC）感染症はベロ毒素（Vero toxin, Shiga toxin とも呼びそれぞれ VT, Stx と略記される）を産生，もしくはベロ毒素遺伝子を保有する大腸菌による経口感染症である．本項では当該感染症の原因菌である EHEC に関し，その分子疫学解析を通じた病原体サーベイランスについて概説する．

1 　病原体および臨床上の基本事項 [1-3)]

　EHEC で汚染された食品の摂取，保菌動物，保菌者との接触などによって感染する．多くの場合，3 ～ 5 日の潜伏期を経て発症する．臨床症状は無症候性から軟便，軽度の下痢，腹痛，血便，溶血性尿毒症症候群 hemolytic uremic syndrome（HUS）といった合併症に至るまでさまざまである．多くの場合は，激しい腹痛を伴う頻回の水様便の後に血便が出現する，出血性大腸炎を呈する．血便の初期では血液の混入は少ないが，次第に増加し血液そのものという状態になる．初発症状の出現から数日ないし 2 週間以内に HUS などの合併症が発生する．2020 年の有症者における症状別の発生率は下痢 84%，腹痛 74%，血便 50%，発熱 25%，嘔気・嘔吐 13%，HUS 1.6% であった．

　大腸菌はグラム陰性通性嫌気性桿菌に属す．大腸菌はヒトや動物の腸内に存在する．大腸菌の一部にベロ毒素（VT）を産生するものがあり，これが腸管出血性大腸菌感染症の原因菌 EHEC となる．大腸菌は菌体表面のリポ多糖からなる O 抗原と菌体周囲を取り巻く鞭毛からなる H 抗原を有し，主にこの 2 つの抗原によって血清型別が行われる．現在国際的に規定されている O 抗原は 185 種類，H 抗原は 53 種類ある．多くの場合において O 抗原による群別の表記が使われ，

代表的なものとして O157, O26, O111 などがある. H 抗原も含めると O157：H7, O26：H11 などと表記される. EHEC の大きな特徴である VT については, 大きく分けて VT1, VT2 の 2 種類がある. 塩基配列からそれぞれ 3 および 7 種類のサブタイプが存在する.

2 | 現在の発生状況と問題点

EHEC 感染症は感染症法において三類感染症に含まれる. 当該感染症を診断した場合には届出をただちに行うことが求められている. 年間の届出数は 3,000 人から 4,000 人であり, このうち有症者は 6 割以上, つまり毎年 2,000 人前後の患者が発生している. 季節的には夏場に多く, 1 月では 1 週間あたり 15 人前後であるが, 8 月では 200 人近くになる. EHEC は経口によって感染するため, 食中毒の原因にもなる. EHEC を原因とした食中毒は毎年数件報告されており, 2016 ～ 2020 年の間では 88 件発生し, 患者数は 1,071 人, 11 人の死者が発生している[4]. 感染症法に基づく届出数と比べると, 食中毒の患者数は非常に低い. EHEC は 100 個程度で感染するといわれている. 発育に適した培地において大腸菌は 1 mL あたり 10 の 8 ～ 9 乗にまで増える. 感染菌量はこの $1/10^7 \sim 1/10^6$ であり, 極めて少量である. このため, 食品以外にも汚染された水域, 簡易プールでの遊泳による感染, 保菌者や保菌動物を介した感染など多様な感染源が存在する. そのため感染源が不明のままとなることも多い. また食中毒においても原因施設が明らかになっても, どこでどのようにして EHEC に汚染されたか不明なことが多い.

3 | 研究成果

こうした食中毒事例や保育所, 施設などで多くの人を巻き込んだ集団事例など

において，それぞれの事例で原因となっている菌のほとんどは共通の起源をもち，したがってほぼ均一な性質を示す．例えば同じ血清型であったり毒素型であったり．また，それ以外の遺伝的要素も同一もしくは極めてよく似ていることが多く，そうした遺伝子の指紋（fingerprint）を用いて同じ事例から分離された菌（菌株という）が同じ指紋を有していることを示すことが，原因菌であることの証拠の一つとして使われる．逆に，一見無関係の患者から分離された菌株が同じ遺伝子の指紋をもつことがわかり，同じ感染源かもしれない，と疑う場合もある．EHEC 感染症では潜伏期間が数日あるため，数日前にどこで何を食べたかわからないことも多く，感染源が明らかになりにくい要因の一つとなっている．そこで登場するのが遺伝子の指紋調べである．

　この遺伝子の指紋を調べる方法を遺伝子型別，分子疫学解析という．上記のような食中毒事例にあたっての分子疫学解析においては，同じ血清型，毒素型の菌株をさらに細かく識別（分解）するための手法が使われる．

　歴史的にはパルスフィールドゲル電気泳動 pulsed-field gel electrophoresis（PFGE）という手法を用いた解析が長らく標準法として使われてきた．PFGE は細菌がもつゲノム DNA を制限酵素という DNA を切断する酵素で 20 ～ 30 カ所切断し，特殊な電気泳動槽を用いて 20 ～ 1,000 kbp の大きな DNA 断片のパターンとして情報を得る手法である（図 3-1-1 左）．米国疾病予防管理センター Center for Disease Control and Prevention（CDC）では PFGE を実施施設間で比較可能とする標準法を開発し，解析した PFGE パターンを共有するネットワーク，パルスネットを構築し，1996 年に運用を開始した[5]．わが国でも 1996 年に PFGE による EHEC の解析を始め，2004 年にパルスネットの標準化プロトコールを導入した．

　2000 年代後半になると，いくつかの細菌種ではゲノム情報を使うことが可能となった．これに伴い，細菌のゲノム上に特徴的な構造がみつかり，その一つが同じ配列の繰り返し（タンデムリピート）からなる反復配列領域である．反復配列はゲノム上にいくつも存在する．例えば，EHEC O157 では，3 塩基のリピートが 3 回繰り返される場所は約 3,000 カ所あり，リピート数が 4 回では約 60 カ所

になる．こうした反復配列領域のうち，同じ血清型の菌株の間でもリピート数が異なるものがあることがわかってきた．リピート数が変化するタンデムリピートということで，これを variable-number tandem repeat（VNTR）と呼んでいる．VNTR を複数組み合わせて使うことで菌株を識別する能力（分解能）が向上する．この性質を利用した分子疫学解析手法が MLVA（multilocus VNTR analysis，反復配列多型解析）と呼ばれるものである．EHEC で使用されている反復配列のユニットの大きさは 6 ～ 22 塩基，繰り返しの回数（リピート数）は，おおむね 10 回以下であるが，大きいものでは 20 回以上になる．

　MLVA では，それぞれの反復配列領域のリピート数を数えることによりその情報を得る．実際には塩基配列そのものを調べるのではなく，それぞれの領域に対してポリメラーゼ連鎖反応（PCR）を行い，PCR 産物の大きさを調べ，予想される産物の大きさと比較してリピート数に換算する（図 3-1-1 右）．このように試験工程を簡素化することで，PFGE と比較して試験にかかる時間が数日から 1 日以下に短縮された．MLVA では PCR 産物の大きさの違いを数塩基レベルで調べる必要から，塩基配列決定に使われるシークエンサーを使って電気泳動を行う．多数の菌株を調べる際にもシークエンサーによって自動で電気泳動が行われるため，迅速かつ簡便に結果を得ることが可能となった．

　現在 EHEC では O157，O26，O111 の 3 血清群（H を記載しない場合，O 群もしくは血清群と呼ぶ）が主要で，全体の 8 割以上を占める．この主要 3 血清群に対しては，17 カ所の領域が選択されている．

　わが国では迅速性と簡便性の観点から，2014 年より MLVA を中心とした病原体サーベイランスを開始した．MLVA では上記のように 17 カ所の領域のリピート数を調べ，結果としては 17 個の整数値の組み合わせが得られる．このプロファイルを基に型名（MLVA 型）をつける．現在，この MLVA 型を還元，共有する形をとっている．MLVA の導入により，菌株の受領から結果の還元までの時間が平均 7 ～ 10 日となり，感染者が多い夏場でもこの還元期間を維持することが可能となった．食中毒などの事例が発生した際には，より短い期間での対応も可能である．さらに，いくつかの地方衛生研究所では，菌株を国立感染症研究所

に送付することなく地方衛生研究所のデータに基づいて MLVA 型をつけ，結果を関係機関で共有できるようになった．これにより，迅速に EHEC の指紋を共有することができるようになっている．

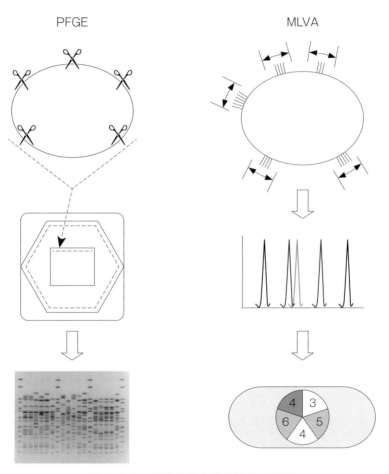

図 3-1-1　PFGE および MLVA の原理

PFGE（左）では細菌がもつ DNA を制限酵素（ハサミ）で切断し，CHEF という特殊な電気泳動装置（中段）で分離，バーコードのようなパターンを得る（下段）．MLVA（右）では，細菌の DNA にあるタンデムリピートの部分を PCR で増幅し，シークエンサーという電気泳動装置で分離（中段），増幅された部分の大きさからリピート数に変換する（下段）．

4 | 公衆衛生対応として強調したい点

　分子疫学解析によって個々の菌株がもつ指紋を調べ，情報を蓄積していく中で，同じ指紋をもつものがいることが明らかとなる．それが特定の施設，あるいは食品による集団事例を表すこともあれば，もっと小規模な家族内感染の事例を表すこともある．同じ指紋をもつ菌株は，MLVA プロファイルの違いに基づく距離の観点からみれば，塊（クラスター）となってみえる．こうしたクラスターは上記のような事例と一致する場合もある．集団事例では基本的に時期，地域，利用施設，喫食情報などに共通性があり，こうした情報は疫学情報と呼ばれる．菌側の指紋情報と集団事例という疫学的な情報とが一致するこの事実は，サーベイランスにおいて非常に重要である．ある事例が発生すれば，感染者から分離した菌株が同じ指紋を有しているかを確認することが求められる．一方，同じ指紋を有する菌株のクラスターが見つかった場合には，疫学情報に共通性がないかを確認する．いずれの場合においても，関係機関が連携，協力し，指紋情報と疫学情報が両輪として機能することが EHEC 感染症の公衆衛生上の対応の要である（図3-1-2）．

　現代では食品の流通は大規模かつ広域にわたる．EHEC 感染症に限ったことではないが，一つの汚染源からあちらこちらに汚染された食材が流通し，小規模な感染事例が広域に発生することがある．夏場の感染者数が多い時期では分子疫学解析による菌の指紋からクラスターを見いだし，どの感染者とどの感染者に関連がありそうか，あるいは複数の集団事例同士で関連性がないか，食中毒事例と同時期に発生した他の感染者と関連性がないか，などの情報をいち早く提供することが求められる．MLVA はその迅速性から，現在最もこの目的に適した手法である．MLVA により多くのクラスターが観察されるが，その大半は 3 株程度からなる小規模なものである．しかしながら，そこから数十の規模に発展するものもある．小さなクラスターのうちに関連性を疑い，疫学的な情報のつながりを見いだすことが大きな課題である．

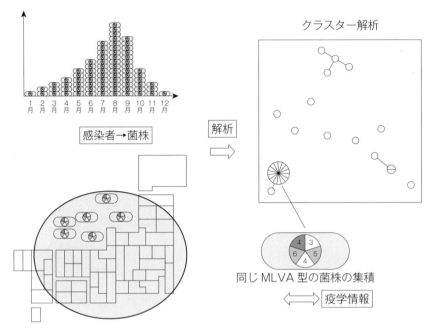

図 3-1-2　分子疫学解析の活用

全国で発生，分離された EHEC（左）から MLVA による指紋を基に似ているもの，似ていないものを分けるクラスター解析を行う（右上）．同じものは塊（クラスター）形成する．共通する MLVA 型をもつ菌株について疫学情報と照らし合わせたり，さらに疫学的な関連性を調査したりする．

　これまでに食中毒事例などから，牛生肉，生レバー，漬物などの規制，規範の改正へとつながった．私見ではあるが，本項が病原体サーベイランスと疫学調査に対する理解への一助となり，一つでも多くの事例において原因究明へとつながることを期待したい．

文 献

1）国立感染症研究所：IDWR 感染症の話：腸管出血性大腸菌感染症とは，感染症発生動向調査週報（IDWR），2002 年第 6 号，2002.
　　（https://www.niid.go.jp/niid/ja/kansennohanashi/439-ehec-intro.html）
2）国立感染症研究所：腸管出血性大腸菌検出例の血清型別臨床症状，2020 年，病原微生物検出情報（IASR），Vol.42, No.5, 2021.

(https://www.niid.go.jp/niid/images/iasr/2021/5/495s01.pdf)
3) 腸管出血性大腸菌(EHEC) 検査・診断マニュアル, 2021.
(https://www.niid.go.jp/niid/images/lab-manual/EHEC20210907.pdf)
4) 厚生労働省：食中毒発生状況.
(https://www.mhlw.go.jp/stf/seisakunitsuite/bunya/kenkou_iryou/shokuhin/
syokuchu/04.html)
5) Ribot EM, Hise KB：Future challenges for tracking foodborne diseases: PulseNet, a
20-year-old US surveillance system for foodborne diseases, is expanding both globally
and technologically. EMBO Rep, 17(11)：1499-1505, 2016.

（泉谷秀昌）

結　核

今も身近にある致死的伝染病

　結核は今なお毎年 1,000 万人の新規患者と 140 万人の死亡者を生み出している．毎年「ロックダウン」が発生してもおかしくないパンデミックな状況であるが，実際には何もないかのような日常である．これは結核患者の 90％が熱帯地域を中心とする開発途上国に集中しており，先進工業国では一般に流行がみられないためである．経済の格差がそのまま感染症の流行差異に影響している．結核がのこしている最大の課題はこの点であろう．この格差は結果として耐性結核菌の発生や社会的弱者への疾患の集中を生み出している．完全ではないものの診断法も治療法も存在する疾患において，これだけのパンデミックを許している状況が最大の問題である．本項では結核について解決されていることと未解決の課題を取り上げて概説する．

1 ｜ 結核菌の感染経路

　結核は結核菌 *Mycobacterium tuberculosis* による感染症である．結核菌は空気感染する病原体であり，このことは動物に対する感染実験からも明確である．空気感染する結核菌の実態についてはこれまであまり知られていなかったが，最近になりバイオエアロゾル（病原体を含む微粒子が空中に浮遊している状態）の解析が進んでいる．南アフリカ・ケープ大学の Wood らは大規模なエアロゾル収集装置（部屋）を作成して活動性結核患者から呼気中の結核菌を収集し，トレハロースの代謝状態からさまざまな活性の結核菌がバイオエアロゾルに含まれることを示している[1]．また，Dinkele らは強制呼吸，通常呼吸，咳の 3 種の呼吸状態から排出される結核菌の数を定量し，咳によって多くの菌が排出されるものの，1日で換算すると通常の呼吸が最も多くの結核菌の排出源であると報告している[2]．

しかしながら，これらのバイオエアロゾル中の結核菌のいずれが感染性の主体であるかは依然としてわかっていない．

2 結核の感染と発病

　結核菌はバイオエアロゾルとしてヒトの肺胞領域まで到達し，好中球およびマクロファージに貪食されるが，活性化されていないマクロファージは結核菌を殺菌しきれず，一部の結核菌はマクロファージ内で増殖し，滲出性の病変をつくる．滲出性病巣の中心は凝固壊死し，周辺部のマクロファージは類上皮細胞化あるいは多核巨細胞化して肉芽組織を形成する．いずれ周囲は線維化し，被包化される．中心は基本的に低酸素状態となり，結核菌は休眠状態になる．この状態は，結核菌に感染しているが発病していない状態ということで，潜在性結核感染症とされる．つまり宿主免疫は結核菌を抑制しておくことは可能であるが，排除することができない．

　問題はこの潜在性結核感染状態から活動性結核に移行するプロセスがはっきりしないことである．生体内で均衡状態を保っている結核菌と宿主免疫の関係において，何をトリガーとして活発な増殖状態に至るのかは依然として不明のままである．休眠状態とはいっても実際は休眠状態と部分的活性状態の間を相変異していると考えられており，宿主の免疫状態の低下という詳細不明の状況下で活性化し（再燃），二次的な病変に進展する．後天性免疫不全症候群（AIDS）や珪肺，腎不全（透析），糖尿病などの患者で発病確率が高いことから，細胞性免疫不全が基礎にあると考えられる．休眠状態からの結核菌の発育を促進する因子としてResuscitation promoting factor（Rpf）があることが知られており，*Micrococcus luteus* による Rpf 産生を介したトランス型の活性化も報告されている．

　結核菌の感染後，二次結核として発病するリスクは一生のうちで 5 ～ 10％程度とされており，のこりは潜在性結核感染状態のまま発病しない．発病のタイミングは感染後 5 カ月くらいから 2 年以内におよそ 80％が発病するとされている．

発病リスクは漸減していくものの，一生ゼロにはならない．発病リスクが高くなる要因は前述のごとく明らかであるが，発病する人としない人の違いが何に由来するのかは不明である．

3 結核の診断

　結核菌はヒトを固有宿主とし，一般的に環境中には存在しないので，ヒト由来の臨床検体から結核菌が分離されれば，基本的に活動性の結核と診断される．本来は分離された結核菌が炎症巣をつくっていることを証明する必要があるが，結核菌の検出感度がさほど高くない（塗抹検査で 10^3 CFU/mL，培養検査で 10^2 CFU/mL 程度）ため，潜在性結核感染症やほとんど症状がなく胸部 CT 検査でようやくわかる程度の sub-clinical な発病状態では，結核菌の検体中濃度が低すぎて検出できない．つまり，細菌学的に結核菌を検出できれば結核だが，検出できないから結核でないとはいえない，というのが結核の細菌学的診断の現状である．では，結核検出の高感度化のためにはいかなる方法があるか，この点が問題となる．

　第一に考えられるのは，喀痰の質の向上である．喀痰は炎症巣における病原体—宿主反応の残渣物であり，病原体（生菌・死菌）そのものや炎症細胞等を含んでいる．これらは本来透明であるはずの気道分泌物の透明度を低下させ，一般に「膿性」の外観を呈する．結核菌は細胞内寄生菌であるので，基本的には細胞内あるいはその残渣物とともに存在するので，膿性部分を多く含む喀痰は結核菌検出感度を上昇させる．WHO はこの事実を基に排痰指導の検査上の有用性を指摘し，指導法を示している．

　しかしながら，病早期などでは喀痰が自覚されていなかったり，そもそも小児や超高齢者などでは排痰そのものが不可能であることもある．そこで最近では気道由来以外の検体で結核を診断しようとする技術開発が進んでいる．例えば，尿中 lipoarabinomannan 抗原検出キットや血液中からの結核菌特異抗原検出の試み

がこれにあたる．しかし，これらの方法は結核菌そのものを直接証明するもので
はなく，サロゲートマーカーを検出して代用とするものである．

　sub-clinical あるいは活動性結核でも喀痰の得られない場合などを想定し，呼
気中から結核菌を含むバイオエアロゾルを回収し，結核の診断を行う試みが近年
報告されている．あえて咳をしなくても呼気中にバイオエアロゾルとして結核菌
が放出されることが証明されており，マスクに水溶性フィルターを仕込んで結核
菌を採取したり，サイクロン掃除機のようなシステムで呼気中の結核菌を収集し
たりする．さらには呼気を冷却して凝結させ，液体として回収する方法などが開
発されている．

　ただし，多くの方法は数十個の結核菌を回収できても十分な濃度に濃縮するこ
とができないため，核酸増幅法のような小さな検出系（検体量～ 50 μL 程度）で
は反応系に標的遺伝子を取り込むことができず，結果として迅速検出できない．
検体を効率的に濃縮する方法の開発が必要である．

　潜在性結核感染症の診断法として一般的なのは過去においてはツベルクリン反
応検査であったが，ワクチンとして使用する BCG や環境中に存在する非結核性
抗酸菌感染との交差反応のため，特異性が不十分ということが問題であった．こ
の問題は結核菌特異抗原の発見によって解決され，主に ESAT-6 および CFP-10
という結核菌抗原に対する CD4 陽性細胞の interferon-gamma（IFN-γ）産生能
を評価することによる検査法が開発された（interferon-gamma release assay：
IGRA）．この IGRA 検査は結核の感染診断（特に活動性結核患者との接触者の
検診）に利用されている．しかし，IGRA の反応は結核感染後時間とともに低下
（消失）することが知られており，また特定の HLA で認識されないことも報告
されている．さらには感染後恒常的に陽性が持続する患者もいるため，明確な疫
学情報が得られないといつ感染が成立したのか判断できない場合もある．免疫学
的診断法として IGRA にはさまざまな改良の余地がのこされている．

4 結核の治療と薬剤耐性

　活動性結核と診断されれば，基本的に治療が行われる．Albert Schatz がストレプトマイシン（SM）を 1944 年に開発して以来[3]，抗結核薬は次々に開発され，リファンピシン（RFP）の登場と多剤併用療法の標準化に至って，ついに結核は化学療法で治癒可能な疾患となった．現在一般的な薬剤感受性の結核菌感染にはイソニアジド（INH），RFP，エタンブトール（EB）およびピラジナミド（PZA）による多剤併用療法が使用され，6 カ月間の治療期間が標準とされている．再発率は 1〜2％とされており，再発の可能性は治療終了後 2 年以内に高い．この 6 カ月という治療期間は結核の集団を治療した際に再発が一定レベル（確率）以下に抑えられる期間から決められたものであり，個々の患者の治癒レベルで決められたものではない．実際に治療期間を短縮しても，一定の割合の患者は再発しない．つまり適正な治療期間は個々の患者で異なるものであり，現在の「集団的治療基準」は必ずしも適正とはいえない．これを解決するため，個々の患者での結核の活動状態を評価する研究が進んでいる．いわゆる宿主バイオマーカー（ある疾患の有無や進行状態を示す目安となる生理学的指標）の研究であり，すでに複数のバイオマーカーを組み合わせて評価することで活動性結核や潜在性結核感染症（近々の感染と遠隔感染の区別を含む）の診断が可能とする報告がある．これらのバイオマーカーを利用すれば，個々の結核患者の治療期間を適正に設定・モニタリングすることが可能と考えられる．

　一方，化学療法につきものなのが薬剤への耐性化である．結核菌は薬剤耐性を伝播するプラスミドやトランスポゾンをもっていないので，基本的にゲノム上の遺伝子変異で耐性を獲得する．例えば，代表的抗結核薬である RFP の作用標的は DNA 依存性の RNA ポリメラーゼである．RFP はこの酵素の触媒中心に作用して，RNA 鎖の合成開始を妨げる（鎖の伸長は妨げない）ことにより殺菌的に作用する．標的タンパクである RNA ポリメラーゼのコアは 2 つの α，1 つの β およびもう 1 つの β' サブユニットからなり，*rpoB* 遺伝子はその β サブユニット

をコードしている遺伝子である．*rpoB* の異常は RFP の RNA ポリメラーゼ活性中心への親和性を減弱させて耐性を誘導している．これまでに多くの RFP 耐性結核菌株が解析されており，その 97％以上に *rpoB* 遺伝子の異常が認められている．

薬剤の標的となるタンパクや酵素をコードしている遺伝子はそれぞれ独立して結核菌ゲノム中に存在するので，基本的にそれぞれの遺伝子変異は独立して発生すると考えられている．しかしながら，Narmandakh らは RFP 耐性が有意にINH 耐性に関連していることを報告している[4]．吉田らも *rpoB* の特定変異と相補的な *rpoC* 変異を報告しており[5]，遺伝子間の変異は完全に独立ではないかもしれない．これは今後の研究課題である．

薬剤耐性結核菌への対抗手段として一般的なのは新薬の開発である．それまでの薬剤とは異なる作用機序を有する抗菌薬であれば，基本的に既存の薬剤との交差耐性はない．現在ではベダキリンやデラマニド，リネゾリドといった新薬のみを組み合わせて治療することで，いわゆる多剤耐性結核菌感染症もほぼ化学療法のみで完治させることができるようになっている．ただし，新薬に対してもすでにあらたな耐性結核菌が出現しており，さらには薬剤の副作用の問題も継続して存在する．化学療法に依拠する限りは避けられない事象である．確実な作用を保証するには therapeutic drug monitoring をはじめとする宿主内での抗結核薬作用をモニタリングするデータが必要であるが，結核の領域ではほとんど行われていない．例えば，一般的な投与量では治療効果が見込めない薬剤であっても，INH の 3 倍量投与など，投与量を調整することで効果的に利用可能になる場合もある．治療効果を集団の再発率で考えるのではなく，個々の症例の治癒条件で考えるテーラーメイド治療の考え方が必要とされる．

結核の研究はすでに 100 年以上の歴史があるが，病原体の特定，診断法の確立，治療法の進歩など解決されてきた事象が多くある一方，病原性そのものの原因，感染と活動性結核の区別，治療のテーラーメイド化など解決されていない要素も多々ある（図 3-2-1）．病原体も宿主も変化していることを考えると，すべてが

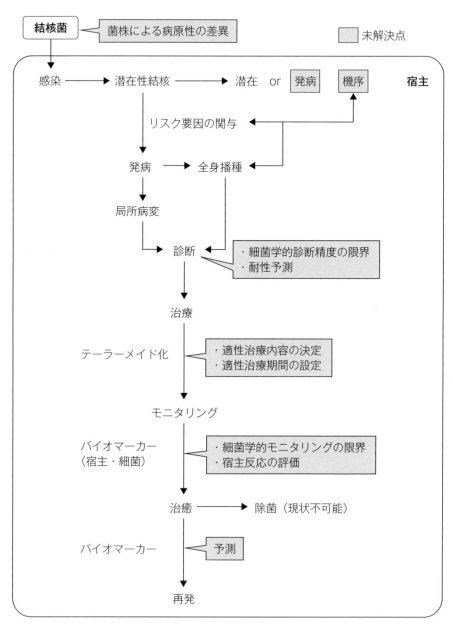

図 3-2-1　結核についてわかっていること・不明な点

解明されることはないのかもしれないが，努力は続けていく必要がある．

文 献

1) Dinkele R, Gessner S, McKerry A, Leonard B, Seldon R, Koch AS, et al.：Capture and visualization of live Mycobacterium tuberculosis bacilli from tuberculosis patient bioaerosols. PLoS Pathog, 17(2)：e1009262, 2021.
2) Dinkele R：New study shows that normal breathing is a major spreader of TB, 2021. (https://theconversation.com/new-study-shows-that-normal-breathing-is-a-major-spreader-of-tb-170656)
3) Rawlins M：The disputed discovery of streptomycin. The Lancet, 380(9838)：207, 2012.
4) Narmandakh E, Tumenbayar O, Borolzoi T, Erkhembayar B, Boldoo T, Dambaa N, Burneebaatar B, Nymadawa N, Mitarai S, Jav S, Chiang CY：Genetic Mutations Associated with Isoniazid Resistance in *Mycobacterium tuberculosis* in Mongolia. Antimicrob Agents Chemother, 64(7)：e00537-e00620, 2020.
5) Yoshida S, Iwamoto T, Arikawa K, Sekizuka T, Kuroda M, Inoue Y, Mitarai S, Tsuji T, Tsuyuguchi K, Suzuki K：Bacterial population kinetics in heteroresistant *Mycobacterium tuberculosis* harboring rare resistance-conferring mutations in *gyrA* and *rpoB* imply an epistatic interaction of mutations in a pre-XDR-TB patient. J Antimicrob Chemother, 75(7)：1722-1725, 2020.

（御手洗　聡）

3

梅　毒

古くて新しい人類への脅威

---

1 ┃ 病原体および臨床上の基本事項

1 ┃ 病原体と感染経路

　梅毒は性感染症であり，その病原微生物は *Treponema pallidum* subsp. *pallidum*（梅毒トレポネーマ）である．梅毒トレポネーマは性交渉時に粘膜や皮膚の微細な傷から侵入し，その後，速やかに血行性・リンパ行性に全身に散布され，あらゆる臓器に急性・慢性炎症を惹起し，他疾患と紛らわしいさまざまな症状を引き起こす．第一線医家で梅毒が他疾患と誤診されている例を表3-3-1に示す．The great imitator（偽装の達人）という異名をもつゆえんである．

表3-3-1　古林診療所来院まで誤診されていた例　―実は梅毒だった―

・頭痛	・性器ヘルペス
・AGA（男性型脱毛症）	・陰部アテローム
・ジベルばら色粃糠疹	・陰部外傷
・乾燥肌	・裂肛
・アトピー性皮膚炎の悪化	・悪性リンパ腫の疑い
・爪囲炎	

（そねざき古林診療所　古林敬一 所長 提供）

2 ┃ 臨床上の基本的事項

　梅毒トレポネーマはすべての臓器に急性・慢性炎症をきたしうることから，さまざまな自他覚症状を惹起して，あらゆる診療科で診断される可能性がある．早期梅毒は感染から1年未満の活動性梅毒を指し，皮膚または粘膜病変としての第1期梅毒あるいは第2期梅毒の症候がみられ，血中の梅毒抗体が陽性となってい

52

る状況が典型例である．患者の性交履歴聴取から感染時期を推定する．感染から
1 年以上経過した活動性梅毒を後期梅毒といい，性感染症としての伝播はなくな
るが，妊婦では早期と同様，母胎感染が起こる．

　2003 年に Golden らが総説として，無治療梅毒の自然経過を JAMA に報告し，
その見解が世界の標準となった（図 3-3-1）．それによると，感染機会から第 1
期梅毒発症までの潜伏期間は 10 ～ 90 日と幅があり，第 1 期梅毒から第 2 期梅毒
の間が 4 ～ 10 週間とやはりばらつきがある．これらは目安であり，実際には本
人が気づかないこと（潜伏梅毒）も含めて，梅毒の経過は個体差が大きい．

　病原体を同定するという感染症診断の鉄則からすると，病変部位（主として皮
膚・粘膜）から滲出液を採取して PCR などの核酸増幅検査に供し，梅毒トレポ
ネーマを検出することが望ましい．しかし，その検査試薬は発売されてはおらず，

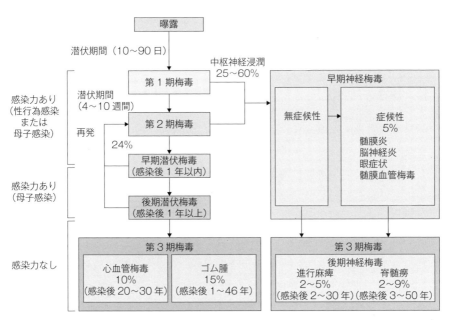

図 3-3-1　免疫応答正常者における「梅毒」の自然経過

（Golden MR, Marra CM, Holmes KK：Update on Syphilis：
Resurgence of an Old Problem. JAMA, 290(11)：1510-1514, 2003)

保険適用もないことから，代理指標（surrogate marker）として，血清中の梅毒抗体（RPR および TP 抗体）を測定し，診断しているのが現実である．ただし，抗体には空白期間があり，ごく初期の梅毒では病変があっても抗体陰性のことがある．

　梅毒の治療は，日本では経口ペニシリン薬であるアモキシシリン 1 回 500 mg を 1 日 3 回，4 週間投与が前期，後期梅毒とも基本である[1]．検査費用も含め，3 割負担保険診療では数千円の費用で治癒させうる．国際標準はベンザチンペニシリン G 240 万単位徐放性製剤の筋注（優に 7 日間以上有効血中濃度維持）投与であり，早期梅毒では単回治療，後期梅毒では 1 週間おきに 3 回筋注が一般的である．日本でも 2021 年 7 月にこの筋注ペニシリン G 製剤が承認され，1 月には市販され保険収載された．

2 ｜ 現在の発生状況と問題点

1 ｜ 現在の発生状況

　第二次大戦後，1949 年には日本で年間 17 万 6,000 人余りの梅毒患者が発生したと報告されているが，この頃から，特効薬である抗生物質ペニシリンが実用化・普及し，10 年くらいの間に梅毒患者は激減し，1990 年代には年間 500 人程度の発生にまで抑え込まれた．その届出数は 2000 ～ 2012 年までも年間 500 ～ 800 人台を推移していたが，2013 年に 1,200 人を突破し，以降，年々急増し，2018 年には 7,002 人に達した．2019，2020 年はやや減少したが，2021 年は 7,873 人と再増加し，2022 年の第 32 週までの届出数は 7,241 人で，2021 年同時期（4,203 人）を 3,038 人も上回るペースで増えている．梅毒発生は医師による届出制で把握されているが，届出基準に達していない活動性梅毒の症例をも含めると，実際はもっと多くの患者が発生していると考えられる．梅毒は，男性では 20 ～ 40 歳代，女性では 20 ～ 24 歳に多く，性感染症としての特徴があらわれている．

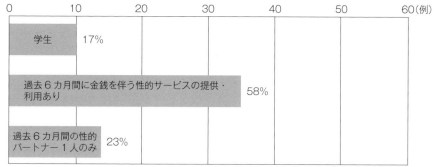

梅毒陽性者の約6割は過去半年以内に金銭を伴う性的サービスの提供・利用を認め，その行為は，陽性ステータスと関係していた（オッズ比＝3.4；95% 信頼区間 ＝2.0－5.9）．一方，約2割は過去半年間のパートナーは1人のみと報告した．また，約2割の梅毒陽性者は，学生であった．

図 3-3-2　東京都のクリニックでの調査[1, 2]　－2017 年 6 月～2018 年 3 月－梅毒血液検査にて陽性[3] であった 20 歳以上の女性 60 例

1) Nishiki S, et al.：Int J STD AIDS, 31（13）：1272-1281, 2020.
2) Nishiki S, et al.：IASR, Vol.41, 10-11, 2020.
3) 最近の梅毒感染を示す陽性例（http://www.mhlw.go.jp/bunya/kenkou/kekkaku-kansenshou11/01-05-11.html）

（厚生労働科学研究大西班－梅毒感染リスクと報告数の増加の原因分析と効果的な介入手法に関する研究－錦 信吾，有馬雄三，大西 真ら，2018）

　2018 年の厚生労働科学研究大西班の調査結果（図 3-3-2）によると，東京都のクリニックでの調査で，梅毒血液検査（梅毒抗体）陽性であった 20 歳以上の女性 60 人の 58％において過去 6 カ月間に金銭を伴う性的サービスの提供・利用があり，17％が学生であるという実態が報告されている．また，岡山市の調査[2] で，2017 年の男性患者で 71.2％（42 人 /59 人）が過去数カ月以内に風俗店を利用していた．

2 ｜ 問題点

　本疾患の問題は，国民がほとんどその知識をもっていない上に，長い間，希少疾患としての時期があったので，遭遇していない医療者も多いことが第一にあげられる．典型的な症状を患者が自覚し，医家を受診すれば，診断のための梅毒抗

体検査を行い，診断確定を進めていけるが，意外に典型病変は少ないことも問題である．

　梅毒は感染ルートが性交渉ということから，無分別なセックス，いわゆる"行きずりの人"との無防備な性行為を避けることがその予防に他ならない．外性器に第1期の病変（硬性下疳）を有する相手とコンドームを使用しない腟性交を行った場合の感染率は約5割と高いことが知られている[2]が，病変を有する当人が自覚していないことが多いのも問題点である．

　容易には社会から撲滅されない梅毒．その年間あたりの世界全体の新規罹患者は約1,200万人[2]と推定され，決して爆発的ではないが，人類といわば着実に，共存しているといえるのが梅毒トレポネーマである．ペニシリンの普及で，先進国では疫病の域を脱したとはいえ，ここ10年で不死鳥のように，静かな広がりをみせる疾病である．

3 研究成果

　世界の中で梅毒は，低〜中収入国で男女性交において20世紀後半になってものこっている疾患という位置付けであったが，21世紀初頭に，より高収入国において男性同性愛者 men who have sex with men（MSM）の間で再興感染症（re-emerging disease）として欧米諸国でも増えてきていることが報告されている[2]．前述した日本の2012年以降での梅毒罹患者の急増についてはすでに学術誌に投稿・記載されている[3]．一方で，近年の梅毒に対する分子疫学的研究で，nonvenereal（非性病性）syphilis（梅毒）の再把握が進んできている．言い換えれば，疫学的研究として，風土病である endemic syphilis 等の問題が再喚起されている．冒頭既述したように，梅毒トレポネーマが venereal syphilis（性病性梅毒）を引き起こす一方で，他の *Treponema* 属が引き起こす風土病性 treponematosis として，bejel［非性病性あるいは風土病性梅毒（endemic syphilis）といわれ，原因菌種は *T. pallidum* subsp. *endemicum*］，yaws（*T. pallidum* subsp. *pertenue*

による）および pinta（*T. carateum* による）の 3 種疾病がアフリカ，南米等で
風土病として知られている．特に bejel は，病変，経過が梅毒と類似している．
風土病としての伝播は 2 〜 15 歳の小児が接触感染により皮膚病変を呈すること
が一般的で，性感染症とはみられてこなかった．ただし，これらの原因菌は，い
ずれも形態学的にも血清抗体学的にも梅毒トレポネーマとの区別はつかない．
Kawahata ら[4] は，MSM で梅毒と診断された 58 人中，2014 〜 2018 年の 5 年間
で 5 人において核酸増幅検査で *T. pallidum* subsp. *endemicum* が同定され bejel
と診断され，これらが性感染症として伝播したことを報告している．

　次世代シークエンサーの登場により微生物の全ゲノム解析が容易となり，梅毒
トレポネーマもゲノムレベルでは多数種が同定されているが，その研究の進展に
よって，わが国の異性間性的接触での流行株は SS14 と称されるタイプに近いこ
とが判明し，ほとんどがマクロライド耐性であることがわかってきている．一方，
MSM での流行株は Nichols 株に近いことが判明している．

　梅毒トレポネーマは純粋培養できない細菌とされてきたが，ごく最近になって，
培養できる技術の報告が複数みられる．今後，*in vitro* で抗菌薬感受性試験がで
きるようになると，治療学上で画期的な進歩が期待できる．

4 ｜ 公衆衛生学的対応

　日本性感染症学会をはじめとし，梅毒の診断・治療を担当する学会では，「ストッ
プ！梅毒 プロジェクト（http://jssti.umin.jp/prevention/index_syphilis.html）」
を 2018 年から展開している．すなわち国民への啓発として，日本性感染症学会，
日本感染症学会，日本化学療法学会，日本環境感染学会，日本臨床微生物学会の
5 学会ホームページに梅毒増加の警鐘を鳴らすべく，疾患解説，リーフレットの
掲載などを続けている．

　2021 年 6 月，神戸市の中心部に泌尿器科を開業した医師（筆者の同門後輩）の
驚きは，10 〜 40 代の梅毒患者の多さであるとのこと．泌尿器科とは前立腺肥大

症や過活動膀胱といった疾患を主とする老年診療科と思いきや，実際の都市部では感染症中心の若年診療科に他ならないと彼は実感しているという．

　梅毒の重要な点として，放置すると病期が進むこと以外に，妊娠女性が罹患していると潜伏かつ後期梅毒であっても胎児に感染して，先天梅毒を生じるということを忘れてはならない．感染症法での先天梅毒の届出はそれほど多くない（年間10人前後）が，川名らの報告（厚生労働科研 三鴨班中間報告による）では，解析対象83人の妊婦梅毒のうち，アモキシシリンまたはアンピシリン内服治療を施行しても，83人中20人で胎児が先天梅毒となり，母子感染率は24.1%となっている．経口ペニシリン薬を適切に投与された場合でも，後期梅毒（感染から1年以降）の妊婦は母子感染の危険因子であり，一方，早期梅毒では母体への治療により母子感染例は生じなかったとされている．後期梅毒罹患妊婦の治療は，重大な懸案である．

　公衆衛生学的には，若い世代に対し，この疾病の存在を十分に知らしめること，外性器にしこりや潰瘍がみられたら，梅毒ではないかと疑うことができる「常識」を涵養することが重要であり，学校教育の中に取り入れるべきである．

　それとともに，潜伏梅毒もありうるということを知って，不安に感じる性行為に及んだ場合，3カ月後に抗体検査を受けること（保健所で無料・匿名で可能）が重要である．

5 まとめ

　梅毒トレポネーマは古くて新しい脅威を人類にもたらしている．ここ10年の梅毒の増加は，日本のみならず，米国，その他の先進国でもみられている現象であり，再興感染症の一つといえる．梅毒はかつて日本では花柳病と呼ばれ，江戸末期から妓娼を対象に検梅制度が始まるなど，性感染症の代表として認識されてきた．ペニシリンの登場で，21世紀初頭には，希少病といえるまでに減少したが，梅毒トレポネーマは決して排除されたわけではなく，不死鳥が蘇るがごとく，本

症は増え始めている.

　無防備な性交渉をなくさない限り，本疾患は増え続ける潜在的な威力を維持するであろう．若者（中高生）への性感染症予防教育が，その対策の一丁目一番地ではあるが，日本でその体制が十分に整っているとは言い難い．筆者は先頃そのガイドラインを投稿[5]しているので参照されたい.

文 献

1) 池内和彦，福島一彰，田中　勝，矢嶋敬史郎，関谷紀貴，関谷綾子，他：梅毒に対するアモキシシリン 1,500mg 内服治療の臨床的効果. 感染症学雑誌，Vol.92, No.3：358-364, 2018.
2) Fenton KA, Breban R, Vardavas R, Okano JT, Martin T, Aral S, et al. : Infectious syphilis in high-income settings in the 21st century. Lancet Infect Dis, 8(4) : 244-253, 2008.
3) 荒川創一，有馬雄三，大西　真：梅毒：その増加の現状と正しい診断・治療について. 日本化学療法学会雑誌，Vol.67 No.4：466-482, 2019.
4) Kawahata T, Kojima Y, Furubayashi K, Shinohara K, Shimizu T, Komano J, Mori H, Motomura K. : Local spread of bejel, a non-venereal treponematosis, among men who have sex with men in Japan. Emerg Infect Dis. 25 : 1581-83, 2019.
5) Arakawa S : Education for prevention of STIs to young people （2021 version） Standardized slides in youth education for the prevention of sexually transmitted infections-for high school students and for junior high school students. J Infect Chemother, 27(10) : 1375-1383, 2021.

（荒川創一）

4

レプトスピラ症

全国で感染する可能性のある顧みられない感染症

| 1 | 病原体および臨床上の基本事項 |

　レプトスピラ症の起因菌であるレプトスピラ属細菌 *Leptospira* spp. は，レプトスピラ目レプトスピラ科に属するグラム陰性細菌（スピロヘータ）である（図3-4-1）．レプトスピラ属には 64 種が存在し，全ゲノム配列に基づいて saprophytes クレード（非病原性クレード）と pathogens クレード（病原性クレード）に大別され，それぞれのクレードはさらに 2 つのサブクレード S1，S2 と P1，P2 に分類される[1]．Pathogens クレードには，ヒトや動物に対して病原性（感染性）が明らかになっている種もあるが，環境からのみ検出され病原性が不明の種も含まれる．種分類に加え，レプトスピラは細胞表層のリポ多糖の構造により免疫学的性状の異なる 250 以上の血清型に分類され，抗原性の似た血清型は血清群を形成する．

　非病原性レプトスピラは環境中（淡水や土壌）に広く存在している一方で，病原性レプトスピラは維持宿主（maintenance host）と呼ばれる多くの哺乳動物の腎臓の近位尿細管に定着しており，尿とともに排出される．レプトスピラは宿主動物特異性があり，特定の血清型のレプトスピラが特定の維持宿主動物の腎臓に定着する[2]．例えば，血清型 Icterohaemorrhagiae はドブネズミ，血清型 Canicola はイヌ，血清型 Hardjo はウシが維持宿主となっている[2]．通常，多くの維持宿主動物はレプトスピラを保菌していても無症状である．一方，ヒトは，レプトスピラを含む維持宿主動物の尿に直接触れる，あるいは尿によって汚染された淡水や土壌に接触することでレプトスピラに偶発的に感染するため，偶発宿主（accidental あるいは incidental host）と呼ばれる（図 3-4-2）[2]．イヌやウシ，ブタも，維持血清型以外のレプトスピラに感染した場合は偶発宿主となり急性発症する．偶発感染の場合，ヒトを含め動物は感染初期にレプトスピラを尿中に排出

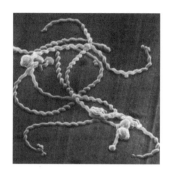

図 3-4-1　レプトスピラ（*Leptospira interrogans*）の電子顕微鏡写真
（国立感染症研究所・細菌第一部 提供）

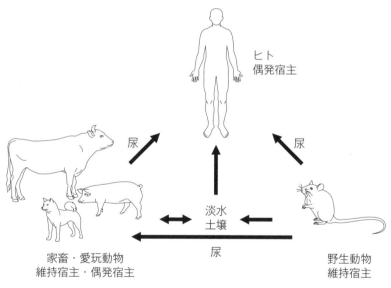

図 3-4-2　レプトスピラ症の感染様式

するが，長期にわたってレプトスピラを保菌することはないと考えられている．

　ヒトのレプトスピラ症は，自然に治癒する軽症の場合もあるが，生命が危険となることもある疾患である．感染後5〜14日の潜伏期を経て，発熱，悪寒，頭痛，筋痛，結膜充血などの初期症状があらわれる．大部分は初期症状のみで軽快する

軽症型であるが，5〜10%は黄疸，出血，腎不全を伴う重症型に発展すると考えられている[3]．治療の遅れや適切な治療が行われない場合には致命率は10%を超えることがある[3]．レプトスピラ症における黄疸は，肝細胞障害によるというよりはレプトスピラが肝細胞の細胞間結合に侵入することで結合が破壊され，細胆管から胆汁が漏出することに起因すると考えられている．出血は皮下，結膜，肺，消化管などでみられ，多くは軽度であるが，レプトスピラ症関連肺出血症候群leptospirosis-associated pulmonary hemorrhage syndrome と名付けられた急性呼吸窮迫症候群を伴う重篤な肺出血では，致命率が50%を超えるとの報告もある．急性腎不全は，低カリウム血症を伴い通常非乏尿性である[3]．

2　現在の発生状況と問題点

　国内では1970年代前半まで毎年50〜250人のレプトスピラ症による死亡者が報告されていたものの，その後は水田の乾田化と，それに伴う農作業の機械化や流行地でのワクチン接種，衛生環境の向上により死亡者数は著しく減少した．感染症法の四類感染症として全数報告となった2003年11月以降，年間約30人（16〜80人）のレプトスピラ症確定例が報告されている．確定例の約半数は沖縄県での感染であり，続いて東京都，宮崎県，鹿児島県での感染が多いが，それ以外は地域的な偏りは顕著ではない（2021年10月末時点で36都道府県での感染が確認されている）．感染原因としては，農作業，河川でのレクリエーション・労働，ネズミの尿との接触・ネズミが出現する環境での労働が多い[4]．農作業による感染は全国各地でみられる．河川でのレクリエーションや労働を介した感染事例の大半は沖縄県で起きているが，本州の河川や湖での感染報告もある．また沖縄県（西表島，石垣島，本島北部）での旅行（河川などでのレクリエーション）で感染し，帰宅後に発症した例も報告されている．東京都などの都市部では，食料品を扱う店舗や飲食店，市場あるいは家屋内におけるネズミ尿との接触が原因と考えられる事例が多く発生している．一方，ネズミ以外の動物（家畜やペット）か

らの感染が確定したのは，輸入アメリカモモンガの飼育を行っていたペット販売店員の事例だけである．国内例の76％が8 ～ 10月に発生しており，患者の87％は男性で年齢の中央値は52歳（11 ～ 82歳）であった[4]．また国内例だけではなく，海外，特に東南アジアの河川などでのレクリエーションにより感染し，帰国後発症する輸入感染例も年間数例報告されている．

　日本では年間30人程度の希少感染症であるが，世界では年間約100万人のレプトスピラ症と6万人のレプトスピラ症による死亡が発生していると推定されている[5]．死亡例の70％以上が熱帯地域で起きており，南アジアや東南アジア，中南米で重要な公衆衛生問題となっている．スリランカやタイなどの農村部では，稲作による大規模な患者の発生が報告されている．一方，フィリピンやインド，ブラジルなどのインフラ設備の未整備な都市部では，季節的な降雨や台風による洪水後に，本症の大規模な発生が報告されている．

3 ｜ 研究成果

　筆者らの調査研究も含め，国内では表3-4-1にあるような多くの動物からレプトスピラが検出されている．野生動物だけでなく，急性発症したペットのイヌや，早流産を起こしたブタやウシからも，レプトスピラが検出されている．特に，九州では多くのイヌのレプトスピラ症が発生しており，感染イヌの致命率は50％を超えていた．一方，イヌ，ブタ，ウシからのヒトへの感染リスクについてはほ

表 3-4-1　これまで国内でレプトスピラが検出された動物

アカネズミ	ハタネズミ	アライグマ	イヌ
ハツカネズミ	エゾヤチネズミ	マングース	ネコ
オキナワハツカネズミ	ミカドネズミ	イノシシ	ウシ
ヨナグニハツカネズミ	オオアシトガリネズミ	シカ	ブタ
ドブネズミ	ヒメトガリネズミ	アマミノクロウサギ	
クマネズミ	ジャコウネズミ		

とんど研究されておらず，筆者の研究所で行った検査ではイヌ，ブタ，ウシから
ヒトへの感染が証明された事例はない．

　レプトスピラは宿主特異性があり，特定の血清型のレプトスピラが特定の維持
宿主動物の腎臓に定着できるとされてきた[2]．しかしながら，ある遺伝型の
L. borgpetersenii 血清群 Javanica は国ごとに異なる 10 種類の動物の腎臓に定着
しており，全ゲノム解析の結果から，*L. borgpetersenii* 血清群 Javanica は，さま
ざまな動物種に感染できるジェネラリストであり，各地域に優占的に存在するネ
ズミ種に感染し宿主域を広げるとともに，地理依存的に遺伝的多様性を増してき
たことが示唆された．

　レプトスピラ症の大半は軽症型であるが，一部では重症化することがある．重
症化の要因として，感染するレプトスピラの病原性の違い，既往の感染に伴う抗
体の有無，感染者の遺伝的要因などが考えられている．また男性は女性よりも重
症化しやすいとの報告もある．筆者らが共同研究を行っているフィリピン・マニ
ラの感染症病院でのレプトスピラ症の致命率は 11％ であるが，日本では 1％ 未満
である．ヒトのレプトスピラ症の感染モデル動物であるハムスターを用いた実験
では，フィリピンで流行しているレプトスピラは 1 匹あたり 10 細胞未満のレプ
トスピラでハムスターを致死させたが，日本で多くみられるレプトスピラは 10^7
細胞を接種してもハムスターは生存した．フィリピン株を感染させたハムスター
では腎臓の組織障害および肺の出血がみられ，炎症性サイトカイン遺伝子の発現
も日本株感染ハムスターに比べて有意に上昇していた．また，日本株をメスのハ
ムスターに感染させても肺出血は起こらないが，オスに感染させた場合は肺出血
を引き起こし，ヒトでみられるレプトスピラ感染に対する性差がハムスターでも
観察され，炎症性サイトカインの発現パターンが雌雄で異なることも明らかと
なった．

4 公衆衛生対応として強調したい点

レプトスピラ症は生命が危険になるような重症型に発展することがあるが，感染初期はインフルエンザ様の特異的な症状がなく臨床診断は容易ではない．したがって，発熱，悪寒，頭痛，筋痛，結膜充血などの初期症状とともに，河川でのレクリエーションや農作業（維持宿主動物の尿で汚染された可能性のある水や土壌との接触），動物との接触，沖縄県や東南アジア等の流行地でのアウトドアでの活動歴等の疫学的背景も診断には重要である．また，レプトスピラ症の多くは特異的な症状のない軽症型であり，抗菌薬も有効に作用することから，レプトスピラ症として診断されずに治療・治癒することもあり，さらに，特別な機器を必要としない簡便な検査法がないことから，全体像が把握できていない感染症であると考えられている．事実，感染症法施行後，沖縄県では50人以上の河川などのレジャーガイドの感染が報告されているが，県外旅行者の感染事例は50人にも満たない．また，イヌのレプトスピラ症が発生している，あるいは野生動物からレプトスピラが検出されているものの，ヒト患者の報告がない地域もある．このように，レプトスピラは多くの地域で見逃されている可能性があり，さらなる研究・調査が必要である．

文 献

1) Vincent AT, et al. : Revisiting the taxonomy and evolution of pathogenicity of the genus *Leptospira* through the prism of genomics. PLoS Negl Trop Dis, 13(5) : e0007270, 2019.
2) Bharti AR, et al. : Leptospirosis: a zoonotic disease of global importance. Lancet Infect Dis, 3(12) : 757-771, 2003.
3) Haake DA, Levett PN : Leptospirosis in humans. Curr Top Microbiol Immunol, 387 : 65-97, 2015.
4) 国立感染症研究所，厚生労働省健康局結核感染症課：レプトスピラ症．病原微生物検出情報 (IASR), Vol.37, No.6 : 103-105, 2016.
5) Costa F, et al. : Global morbidity and mortality of leptospirosis : a systematic review. PLoS Negl Trop Dis, 9(9) : e0003898, 2015.

（小泉信夫）

5

ウイルス性下痢症

培養技術の革新がもたらす下痢症ウイルスの理解—治せる・防げる感染症への期待

1 | 原因ウイルス，臨床的特徴

　ノロウイルス *Noruvirus*（カリシウイルス科）とロタウイルス *Rotavirus*（レオウイルス科）がヒトのウイルス性下痢症（感染性胃腸炎）を引き起こす代表的な病因ウイルスとして知られる．その他，アストロウイルス *Astrovirus*（アストロウイルス科），サポウイルス *Sapovirus*（カリシウイルス科），一部のアデノウイルス *Adenovirus*（アデノウイルス科），アイチウイルス *Aichivirus*（ピコルナウイルス科）があげられる．いずれも腸管細胞が感染の場とされる．エンテロウイルス *Enterovirus*（ピコルナウイルス科）も腸管感染性であることから，下痢症を引き起こすことがある．これらのウイルス感染では，比較的短い（ノロウイルスでは1〜2日といわれる）潜伏期間の後，下痢や嘔吐を主徴として，腹痛，発熱を伴うことが多い．特にロタウイルス，ノロウイルス感染では激しい下痢症状を呈することがあり，入院加療を要する場合がある．多くは2〜3日で軽快するが，ウイルス排泄は少なくとも1週間程度継続し，1カ月以上にわたることがある．

　下痢症ウイルスは糞口感染で広がり，ときとして大規模な集団感染事例を引き起こす．特にノロウイルスで顕著である．集団発生に伴う経済的・社会的損失が頻繁に語られるように，下痢症ウイルス感染症は公衆衛生上の問題にとどまらない．このような背景から，治療薬に加えて，ワクチンを含めた予防薬の開発が切望されている．現在，ウイルス性下痢症を根本的に治療する薬剤はなく，対症療法に頼らざるを得ない．激しい下痢や嘔吐に伴う脱水症状は注意を要し，輸液療法が必要になる場合がある．十分な看護があれば直接的に死に至らしめるウイルスではないが，吐物が咽頭に詰まることで引き起こされる誤嚥性肺炎による死亡例がしばしばみられ，注意を要する．予防の面では，唯一ロタウイルスワクチンが実用化されているのみである．いくつかの企業でノロウイルスワクチンが開発

され，臨床試験が進んでおり，実用化に向けた今後の展開が期待される．

2 発生状況

"Our World in Data" の "Diarrheal diseases" (https://ourworldindata.org/diarrheal-diseases) によれば，近年では年間 160 万の人が下痢症により死亡し，このうち，下痢症ウイルスによるものがおよそ 4 割を占める．その 70％弱がロタウイルス，30％弱がアデノウイルス，5％がノロウイルスが原因とされる．下痢症による死亡はアフリカや南アジア地域に多く，汚染された水の摂取や不衛生な環境が主要因と指摘されているので，わが国の状況とは大きく異なるが，下痢症ウイルスによる疾患の制圧を目指す上で考慮すべき問題として認識しておく必要がある．

日本国内の発生状況は，国立感染症研究所による「病原微生物検出情報 Infectious Agents Surveillance Report（IASR）」(https://www.niid.go.jp/niid/ja/iasr.html)，「感染症発生動向調査週報 Infectious Diseases Weekly Reports（IDWR）」(https://www.niid.go.jp/niid/ja/idwr.html) で把握できる．IASR は全国の地方衛生研究所と検疫所から送られてくる病原体検出報告に基づいて作成したデータを，IDWR は感染症法に基づいて集計した患者数のデータをそれぞれ提供している．IDWR の「感染性胃腸炎」は小児科定点医療機関（全国約 3,000 カ所の小児科医療機関）からのデータに基づき，ウイルスのみならず細菌による嘔吐下痢症を含み，一方，「感染性胃腸炎（病原体がロタウイルスであるものに限る）」は基幹定点医療機関（全国約 500 カ所の病床数 300 以上の医療機関）の届出に基づき，文字通り，ロタウイルス感染症のみのデータとなる．IASR も IDWR も日本全国で発生するウイルス性下痢症のすべてを網羅しているわけではないが，流行状況の把握には重要な情報源となる．また，ノロウイルスはウイルス性食中毒の主要な原因ウイルスとしての一面をもち，IASR の「食品媒介胃腸炎集団発生事例」や，厚生労働省による「食中毒統計」(https://www.mhlw.

go.jp/stf/seisakunitsuite/bunya/kenkou_iryou/shokuhin/syokuchu/04.html）で詳細なデータをみることができる.

　主にIASRのデータを総括すると，年によるばらつきはあるものの，ウイルス性下痢症のおよそ60％はノロウイルス（9割がGⅡ遺伝子型（genogroupⅡ），1割がGⅠ遺伝子型（genogroupⅠ））が原因となっている．GⅡの中でもgenotype 4（GⅡ.4）に属するノロウイルスは，微細な変化を伴いながら亜型（サブタイプ）と定義されるグループを数年おきに形成し，長期間にわたって世界的な主要流行株となっている．わが国では通常10月から感染事例が増加し始め，11月から翌年の1月にかけて流行のピークを形成する.

　ノロウイルスに次いで，ロタウイルスが約20％，アデノウイルスとサポウイルスがいずれも10％弱，アストロウイルスが5％程度となっている．ロタウイルスはA群に属するものがほとんどを占める．C群によるものは少ないが，大人の感染事例も報告される．ロタウイルスの流行のピークは3〜5月にかけて形成される．アデノウイルスは感染性胃腸炎の他，咽頭結膜熱，流行性角結膜炎，下気道炎，上気道炎の原因ウイルスとして集計され，腸管アデノウイルスと呼ばれる40型，41型がアデノウイルスによる感染性胃腸炎のほぼ半数を占めている．他に，1型，2型，3型，5型，31型など，他の疾患の原因となる型も感染性胃腸炎の原因ウイルスとして同定されている．ウイルスの感染経路が影響するものと考えられる.

3 ｜ 下痢症ウイルス研究で明らかにされたこと，のこされた課題

　上記の状況を踏まえると，ノロウイルスとロタウイルスが下痢症ウイルスの中でも特に重要なウイルスであることが理解されよう．以下にこの2つのウイルスについて概説する.

1 | ノロウイルス

ノロウイルスはカリシウイルス科ノロウイルス属に分類されるさまざまなウイルスの総称である．ノロウイルスはヒトのみならず，多種多様な動物種から分離されている．これらは遺伝学的解析に基づき多様な遺伝子群（genogroup）に分類され，さらに多くの遺伝子型（genotype）に細分類される．現在，GI～GXの10の遺伝子型に分類され，GI，GII，GIVがヒトの疾患の原因となっている．GIV遺伝子型の分離例は世界的にまれである．

1968年にオハイオ州ノーウォークの小学校で発生した集団事例の急性胃腸炎患者便から発見された「ノーウォークウイルス」が1972年に電子顕微鏡で初めて観察されて以来，培養細胞でノロウイルスを増殖させる試みがなされてきたが成功には至らず，長きにわたって培養不可能なウイルスと認識されてきた．ところが，2009年に佐藤らにより報告された[1]，ヒト腸管幹細胞に由来する疑似組織「オルガノイド」の登場が状況を大きく好転させることになった．すなわち，腸管オルガノイド（エンテロイド）を用いることで，ノロウイルスを増殖させることが可能になり[2]，ノロウイルスの感染機序，複製機構，病原性発現機構の解明への道が開けたばかりでなく，治療薬，予防薬，不活化薬など種々の薬剤候補化合物の薬効評価系としても利用され，基礎研究，応用研究の大きな進展が期待されるようになった．さらには，人工多能性幹細胞（iPS細胞）に由来する腸管オルガノイドを用いたウイルス増殖系も確立されるに至り[3]，ノロウイルスなど下痢症ウイルスの研究基盤，評価基盤として選択肢が拡充された．

オルガノイドは組織幹細胞あるいは多能性幹細胞を種々の成長因子含有培地で培養することで形成され，生体内器官と解剖学的，機能的に近い特徴を有する．組織幹細胞由来腸管オルガノイドでは，由来するヒト個体の特徴が保持されている[2]．腸管オルガノイドを用いたノロウイルスの感染増殖機構の研究も進行し，感染時に胆汁酸を必要とすること，III型インターフェロンを誘導すること，さらにそれらがノロウイルスの遺伝子型によって異なることが明らかにされた．

これまでネコカリシウイルスやマウスノロウイルスなど，ヒトノロウイルスに

　近縁の，培養可能な代替ウイルスで評価されていた不活化薬の効果も腸管オルガノイドを用いてヒトノロウイルスに対する効果として正しく検証できるようになった．例えば，CDCのグループは，3種のGⅡ.4亜型すべてが50 ppmの次亜塩素酸で不活化されるものの，70％エタノールでは不十分であることを報告している．一方で，酸性アルコールがGⅡ.4ノロウイルスを十分に不活化できることも報告されている．治療法の確立を目指した研究も進み，GⅡ.4ウイルスを中和するモノクローナル抗体（IgGおよびIgA）が評価された他，インターフェロンがノロウイルス感染を抑制することが報告されている．また，C型肝炎ウイルスの治療薬として使われるdasabuvirがノロウイルスに対しても効果があることが見いだされている．オルガノイド培養増殖系を用いたウェットで網羅的な化合物ライブラリスクリーニングと，ウイルスタンパク質やそれらと相互作用する宿主タンパク質の構造機能解析に基づく，ドライなin silicoスクリーニングを通して，ノロウイルスなど下痢症ウイルス感染症に対するさまざまな薬剤の開発，実用化を期待したい．

　ノロウイルスの感染機序，遺伝子複製機構，粒子複製機構，病原性発現機構に関しては，まだ十分に分子レベルでの理解が得られていない．作業仮説の一つとして，推定されるウイルス生活環を提示したい（図3-5-1）．他のさまざまなウイルスになぞらえた推定であるが，ノロウイルスに関してはほとんどがわかっていないといってよい．

　ノロウイルスは組織血液型抗原 histo-blood group antigen（HBGA）に結合することが知られている．消化管においては，HBGAはsecretor陽性（FUT2陽性）であれば分泌型糖鎖として唾液中に含まれる他，ほぼすべての人の細胞質膜上にも糖タンパク質や糖脂質として存在するが，ノロウイルス受容体として必要十分かはわかっていない．細胞質膜上のタンパク質分子の関与が推定される．受容体との相互作用に続いて，エンドサイトーシスにより細胞内に取り込まれた後，小胞内部の酸性化により粒子構造が変化し，VP2タンパク質が形成する透過チャネルを介してゲノムRNAが細胞質内に放出される．これは近縁のネコカリシウイルスの研究から示唆される．

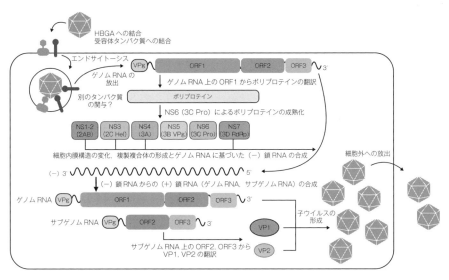

図 3-5-1　推定されるノロウイルスの生活環

　プラス一本鎖のゲノム RNA にコードされる 3 つの ORF のうち，ORF1 から
ポリプロテインが翻訳され，内部のプロテアーゼ（NS6, 3C Pro）活性により，
6 つの非構造タンパク質が生成される．非構造タンパク質は複製複合体を形成し
てゲノム複製に関与し，その際，細胞内膜構造を劇的に変化させる（membrane
rearrangement や membrane remodeling と称される）．これは細胞内の自然免
疫系からの攻撃を回避し，ウイルス遺伝子および粒子の複製に特化した空間をつ
くり出すのに寄与していると考えられ，多くの RNA ウイルス感染で認められる.
　細胞内ではノロウイルス非構造タンパク質 nonstructural protein（NS）のうち，
N 末タンパク質（NS1-2, 2AB），RNA ヘリカーゼ /NTPase（NS3, 2C Hel），3A
領域（NS4）が細胞内オルガネラ膜上に複製複合体を形成していると考えられる.
遺伝子複製は RNA 依存性 RNA ポリメラーゼ（RdRp：RNA-dependent RNA
polymerase, NS7, 3D）が担う．まず，ゲノム RNA（プラス RNA）を基にマイ
ナス鎖 RNA がつくられ，さらにこれを基に全長のプラス鎖 RNA（ゲノム
RNA）と構造タンパク質（ORF2, ORF3）発現のためのサブゲノム RNA がつ

くられる．ゲノム RNA およびサブゲノム RNA の 5′ 末端には，VPg（NS5，3B）が共有結合しているとされているが，複製過程で生成するマイナス鎖 RNA の 5′ 末端に VPg が結合しているかはわかっていない．VPg はタンパク質翻訳に重要と考えられている．ORF2 からは VP1 タンパク質（キャプシド）が翻訳され，180 分子の VP1（90 セットの VP1 ダイマー）が一つのウイルス粒子をつくる．ORF3 から翻訳される VP2 タンパク質は塩基性アミノ酸残基に富み，ゲノム RNA と相互作用する重要なタンパク質と考えられる．VP1，VP2 と VPg を有するゲノム RNA が分子集合し，子ウイルスが複製され，細胞外へ放出される．ウイルス放出の分子機構はわかっていない．その他，宿主タンパク質の関与が想定されるが，明らかでない．

　ある種のノロウイルス中和抗体は VP1 タンパク質上の HBGA 結合部位を覆い，その結果としてウイルスが細胞表面の HBGA に（おそらく受容体分子にも）結合できなくなり，感染が成立しなくなるとされている．このことは，ノロウイルス感染症に対する抗体医薬品の可能性に加えて，HBGA への結合を阻止する化合物の抗ノロウイルス薬としての可能性を示唆する．ノロウイルスに反応性を示す scFv（一本鎖抗体）や VHH（Nanobody：ラクダ科に特有の抗体）といった小さな抗体分子が単離され，いくつかは中和能を有している．抗体とウイルスとの相互作用に関する立体構造情報を基にして，中和抗体様機能，すなわち，感染阻害能を有する，より低分子のペプチドを創出する試みがインフルエンザウイルスで行われ，注目したい．一連の研究では，インフルエンザウイルス HA タンパク質のステム領域や受容体結合領域に作用する 50 kDa 弱の抗体分子（Fab 断片）の情報から，それぞれ 1.5 kDa，9.9 kDa の抗ウイルス作用を有するペプチドの創出に成功している．ノロウイルスで蓄積してきた抗体との相互作用に関する立体構造情報を活用し，さまざまな遺伝子型に対応できる抗ノロウイルス薬の創出が期待される．

2 ロタウイルス

　ロタウイルスは 1973 年に急性胃腸炎を起こした幼児から発見された．さまざまな動物種から分離され，A 群，B 群，C 群ロタウイルスがヒトに感染性を示す．ロタウイルスは 11 本の分節二本鎖 RNA をゲノムとして有し，それぞれが 1 ないし 2 種のタンパク質をコードしている．その結果，6 種の構造タンパク質（VP1 ～ VP4，VP6，VP7）と 6 種の非構造タンパク質（NSP1 ～ NSP6）が生成される．ロタウイルスはノロウイルスとは異なり，培養細胞で増殖可能なウイルスであるが，そうであるがゆえにウイルス増殖機構や病原性発現機構など基礎的研究のために人工的に変異を導入したウイルスを創出したいという希望が生じることになる．近年，RNA ゲノムからつくり出された cDNA を用いたリバースジェネティクス系が開発，改良され，基礎研究の進展とともに，応用も期待されるようになった．

　2006 年にまず，ヘルパーウイルスを用いたリバースジェネティクス系が開発され，報告された[4]．その後の改良でヘルパーウイルスを用いることなく，それぞれの分節 RNA に対応した 11 本のプラスミド DNA を同時に培養細胞に導入して組換えロタウイルスを生産することができる系が確立され，サルロタウイルスのみならず，ヒトロタウイルスの自由な設計ができるようになった[5]．これにより，既存のワクチンでは感染を防御することのできない株に対する新しいワクチンの設計が可能になり，流行株の分離状況に即時対応できる環境を手に入れたことになる．さらには，感染増殖に必須でない NSP1 遺伝子領域に蛍光タンパク質やルシフェラーゼといった外来タンパク質遺伝子を挿入できることが示され，ロタウイルスベクターとしての応用が期待される．リバースジェネティクス系を用いたロタウイルスの基礎研究も進められ，新たな知見の集積に期待したい．ノロウイルスは RNA レプリコンやリバースジェネティクス系の報告はあるものの，ロタウイルスの系に比して実用性に乏しく，改良の余地がある．

| **4** | 日常生活でできるウイルス性下痢症予防 |

　ノロウイルスやロタウイルスは脂質二重膜をもたないため，一般に除菌のために用いられる70〜80％エタノールはウイルスを不活化する目的には使うことができない．また，ウイルスに効果があることを謳っている市販の除菌・消毒剤も下痢症ウイルスに効果があるかどうか明確でない場合が多く，注意が必要である．厚生労働省の食中毒に関するウェブページ（https://www.mhlw.go.jp/stf/seisakunitsuite/bunya/kenkou_iryou/shokuhin/syokuchu/index.html）では，ノロウイルスへの注意喚起，食中毒予防のポイント，手洗いの方法を掲載しているので，参考にしていただきたい．また，内閣府食品安全委員会はノロウイルスの消毒方法（https://www.fsc.go.jp/sonota/dokukesi-norovirus.html）について説明している．ノロウイルスはウイルス性食中毒の主要な原因ウイルスであるので，特に調理従事者は注意が必要である．自身がウイルス性下痢症にかかった場合，治癒後もウイルスの排泄はしばらく継続していることを知っておく必要がある．また，家庭に限らず，保育施設や介護施設などでオムツの処理をする際も，不用意にウイルスを拡散させていないか注意を払い，適切な処理を心がけていただきたい．ウイルスは目に見えない．見えない相手をどう排除するか，油断しがちであるが，多くのウイルス性疾患は手洗いやうがいで感染の機会を大幅に減らせる場合がある．ウイルス性下痢症では最も効果的な予防法であろう．

文献

1) Sato T, Vries RG, Snippert HJ, van de Wetering M, Barker N, Stange DE, van Es JH, Abo A, Kujala P, Peters PJ, Clevers H：Single Lgr5 stem cells build crypt-villus structures in vitro wihtout a mesenchymal niche. Nature, 459(7244)：262-265, 2009.

2) Ettayebi K, Crawford SE, Murakami K, Broughman JR, Karandikar U, Tenge VR, Neill FH, Blutt SE, Zeng XL, Qu L, Kou B, Opekun AR, Burrin D, Graham DY, Ramani S, Atmar RL, Estes MK：Replication of human noroviruses in stem cell-derived human enteroids. Science, 353(6306)：1387-1393, 2016.

3) Sato S, Hisaie K, Kurokawa S, Suzuki A, Sakon N, Uchida Y, Yuki Y, Kiyono H：Human

norovirus propagation in human induced pluripotent stem cell-derived intestinal epithelial cells. Cell Mol Gastroenterol Hepatol, 7(3) : 686-688.e5, 2019.

4) Komoto S, Sasaki J, Taniguchi K : Reverse genetics system for introduction of site-specific mutations into the double-stranded RNA genome of infectious rotavirus. Proc Natl Acad Sci USA, 103(12) : 4646-4651, 2006.

5) Komoto S, Fukuda S, Kugita M, Hatazawa R, Koyama C, Katayama K, Murata T, Taniguchi K : Generation of infectious recombinant human rotaviruses from just 11 cloned cDNAs encoding the rotavirus genome. J Virol, 93(8) : e02207-e02218, 2019.

（染谷雄一）

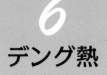

デング熱

日本でも定着流行の可能性

　デングウイルス感染による急性熱性疾患であるデング熱・出血熱は，特に熱帯・亜熱帯地域において公衆衛生上，深刻な問題となっている．日本国内では 2014 年 8 月，70 年ぶりにデング熱の流行が確認され，東京首都圏において 162 例が報告された．近年ではアジア，中南米等の熱帯・亜熱帯地域で流行が拡大しつつあり，世界的に年間約 4 億人が発症している[1]．わが国におけるデング熱の入症例は増加傾向にあり，2019 年には過去最高の 461 症例が報告されているが，COVID-19 対策で海外渡航者の制限が実施されている 2020 年には 43 症例にとどまった．「熱帯病」・NTDs の一つとされたデング熱は，加速するグローバル化と地球温暖化を背景に世界的に患者数が急速に増加している観点から，日本国内にも侵入・定着する可能性のある「新興・再興感染症」の重要分野として考究されるべきである．

1 ｜ アジア・日本におけるデング熱の流行史

　デング熱の歴史は比較的に古く，17 世紀の後半頃より流行が記載されており，東南アジア，アフリカ，アメリカ大陸を中心に流行が発生した．18 〜 19 世紀においては，厦門（現在のマカオ）で流行が夏季に急速に拡大し，人口の約 70% が本疾患に罹患したとされている．主な臨床症状は，発熱，筋肉・関節痛，発疹であり，いずれもデング熱の典型的な症状であった．本症は，夏〜秋季にかけて流行が拡大し，冬季の 12 月より流行が終息するという特徴がある．19 世紀においては感染経路が明確にされていないため，媒介蚊の調査が行われなかったが，気温の上昇に伴う流行，冬季に終息，2 年周期で大きな流行が発生しており，ヒトスジシマカ，またはネッタイシマカによる可能性が高いと推測される．

表3-6-1　近年の日本におけるデング熱の症例数

年	国内における患者数 （国内症例数）
1999	9（0）
2000	18（0）
2001	50（0）
2002	52（0）
2003	32（0）
2004	49（0）
2005	74（0）
2006	58（0）
2007	89（0）
2008	104（0）
2009	92（0）
2010	244（0）
2011	113（0）
2012	220（0）
2013	249（0）
2014	179（162）
2015	292（0）
2016	342（0）
2017[1]	195（0）
2018	201（0）
2019	463[2]（4）
2020	43（0）
合計	3,168（162）

1）2022年2月時点
2）1999年以降において過去最多の輸入症例数
（国立感染症研究所：日本の輸入デング熱症例の動向につい
て，2022年3月）

　わが国においては太平洋戦争（1942～1943年）にかけて，長崎，大阪，兵庫，沖縄において約20万人規模の流行が発生した．1942年夏に長崎において発熱患者が出現し，およそ1カ月後には数百人が感染し，さらには発症から4カ月で長崎では，約2万人の患者が報告され，死亡例も確認された．流行の発端は，マレー

半島より帰港した軍用船の組員がウイルスを持ち込んだものとみられた．さらに，船内にはネッタイシマカの成虫が生息・羽化していたことが確認された．防火対策のため，船内には水槽が多く設置され，媒介蚊のボウフラが繁殖しやすい環境となっていたことがデング熱の急速な拡大の一因と考えられている．入港後は，乗組員が上陸し，船舶修理などの関係者，家族が船を訪れたことも，感染の拡大要因とみられる．特に患者が多く発生している地域「濃厚感染地区（ホットスポット）」が特定され，多くは造船所などの船舶運輸関係者であった．1945年の終戦とともに，南方戦線より帰還兵・軍関係者の減少，防火水槽の減少などにより戦争中の特殊な条件下で起こっていたデング熱流行が終息した．

2　近年のデング熱流行

　近年のデング熱の流行地拡大の背景には，媒介蚊の生息地拡大，人口密度の増加，都市化，温帯地域の亜熱帯化や人々の海外渡航頻度の増加による感染拡大が加速している．国際的な交流とグローバル化の加速が先述の70年前の戦争中の特殊な状況と異なり，デング熱以外にも2010年にはチクングニヤ熱，2015年にはジカ熱，2020年にはCOVID-19の世界規模のウイルス感染症の流行が発生した．デング熱は，熱帯・亜熱帯地域において，いまだに公衆衛生上の深刻な問題となっており，マレーシア，ベトナム，タイ，フィリピンなどでは年間10万人以上の患者が報告され，WHOは世界的に年間約3億人が感染していると推測している．

　世界的なデング熱流行地拡大とともに，日本へのデング熱輸入症例は年々増加傾向にあり，近年では数百の輸入症例が毎年報告されている．国内デング熱流行が懸念されていた中，2014年に70年ぶりの国内流行が発生し[2]，デングウイルス1型（血清1型）ゲノタイプ1型による流行であった．ウイルスのエンベロープ構造タンパク（E）の遺伝子配列は，静岡県の1症例を例外として，東京都内で感染した患者検体から解析したEタンパク領域遺伝子配列がほぼ一致した．

この特徴からは，国内へ持ち込まれたウイルスによる蚊－ヒト－蚊の感染環が成立し，2014年の国内流行はこのウイルス侵入が発端である可能性が高いことが示唆された．2014年の流行特徴は，東京代々木公園およびその周囲の公園で蚊に刺され，感染した患者が中心であった．ウイルス侵入ルートは明らかにされていないが，代々木公園周辺においてはウイルスを保有する蚊が確認できたため，公園周辺を中心にウイルス感染が発生・拡大したと考えられる．輸入症例が発端となる国内流行発生事例もあったことから，特に媒介蚊が活発な時期においては，十分な対策が必要である．

　東京でのデング熱の流行は蚊の活性が低下する冬季に終息するという特徴がある．ヒトスジシマカは成虫で越冬できないため，卵で越冬するとされている．ウイルスの垂直感染による越冬の可能性は低いため，デング熱の流行は冬季に終息すると考えられている．しかし，近年，南米では媒介蚊の越冬卵にデングウイルス遺伝子が検出され，ウイルスが越冬卵で冬を越すということが示唆された．また，地球温暖化による媒介蚊の生息地の北上，ウイルスや媒介蚊のフェノタイプの変化など常時においてもモニタリングやサーベイランス対策が重要である．

3 デング熱の特徴

　デングウイルスに感染した場合，多くの患者は一過性の熱性疾患で終わる．感染蚊に刺された3～14日の潜伏期間後，①発熱期（1～3病日），②重症期（4～6病日），③回復期（6病日以降）の3段階に分けられる．典型的には，高熱（38～41℃），痛み（頭痛，眼窩痛，筋肉痛，関節痛）と発疹が出現する．重症期に，血小板と白血球が著しく減少する場合が多い．発疹は，島状に白く抜ける紅斑が特徴であるが，他のウイルス性発疹と鑑別診断することが困難である．発熱は2峰性を示すことが多く，発熱期に一時的に解熱するが，数日後（重症期）に再度高熱となることがあるため，回復期までの経過観察が重要である．約20％のデング熱患者においては，重症期（4～6病日）に血漿漏出と出血傾向を主症状と

する重篤な症状を示すことがあり，デング出血熱および重症型デング熱と呼ばれる．デング出血熱患者にみられる症状は，粘膜出血，腹痛，嘔吐，肝腫大，血小板減少症（<100,000 個 /mm^3）と血管透過性亢進による血漿漏出（ヘマトクリット値が平均値より >20％上昇，腹水・胸水貯溜，低タンパク血症）が重症期に出現する．

　デングウイルスはフラビウイルスに属し，4つの血清型に分類されている．ウイルスに感染した患者は，一般的に3〜7日間の潜伏期間を経てデング熱の主症状である発熱，発疹，痛み（関節痛，筋肉痛，頭痛）を発症する．まれに一部の患者が重症化し，デング出血熱 dengue hemorrhagic fever（DHF）「重症デング熱」を発症する．重症化患者では，重度な出血傾向やショック症状を発症し，適切な治療がない場合では約25％の患者が死に至ることもある．世界的にデング出血熱（重症デング熱，severe dengue）は，1950年代にフィリピンで初めて確認され，1970年代には東南アジア広域において確認された．1970年代には南太平洋諸国，1980年代に南米および台湾，ブータン，ネパール，ハワイ，ギリシャ，フランス，スペイン，中国各地でデング熱・出血熱が発生した．さらに，アフリカ大陸では，2000年代以降，タンザニア，ケニア，コートジボワールをはじめ，重症デング熱症例・死亡例が増加傾向にある．

　デングウイルスは4つの血清型のうちに1つの血清型に感染すると同血清型に対する免疫は終生免疫である．他の血清型に対する防御免疫は，初回感染（初感染）数カ月後に消失する傾向がある．そのため，血清型間の交差性防御免疫が消失した後，初感染と異なる血清型に感染しうる状態となる．多くのデング熱流行地では複数の血清型ウイルスが同地域に存在し，1つの国では複数のウイルス血清型が同時に流行することもある．優勢に流行する血清型は数年ごと（2〜4年）に入れ替わる．ウイルス感染時には，液性免疫，細胞性免疫が感染ウイルス血清型のみに反応する「型特異性免疫」および複数の血清型と交差反応を示す「型交差性免疫」が誘導される．初感染後は，型交差性の免疫がほとんど誘導されないため，2度目の感染が発生しうる．流行地においては，2つ以上の異なる血清型ウイルスの感染歴を保有する成人が人口の過半数以上を占めている．デング熱の

場合は，この交差免疫が防御に重要である一方で，偏った免疫の誘導は防御が成立しないことに加え，重症化のリスクを高めることもある．重症デング熱の世界的な拡大は，複数のウイルス血清型の流行拡大と関係しており，特に南米，台湾では複数の血清型の侵入・流行拡大は，重症デング熱の出現とほぼ同時期に発生したことが疫学的な調査で証明されている．

　2014年の国内流行の発生以前に，日本人は海外でデングウイルスに感染する機会はあったが，国内流行はなかったため，輸入デング熱患者の多くの症例は初感染であった．同様に，2014年の国内流行では，ほとんどの患者は海外渡航歴がないか，流行地でウイルスに感染したことはなかったため，初感染の患者が過半数であったが，162人の患者の中で重症デング熱を発症した人はいなかった．日本においては，デングウイルスの侵入・定着がまだ報告されていないため，再感染による重症化リスクは低いと考えられているが，高齢者，腎不全などの基礎疾患は重症化リスクとされているため，対象者は十分な対策に注意が必要である[3]．

4 ポストコロナ時代のデング熱の流行と日本

　2014年以来，デング熱の国内での発生はまれであり，2015年に1例，2019年には4例が報告されている．また，新型コロナウイルス（COVID-19）の出現による影響を受けており，日本では海外渡航が著しく制限されたことから，2020年のデング熱輸入症例は43例にとどまっており，発生原因は海外渡航と直結することがうかがえる．デング熱が流行する東南アジアにおいては流行の減少がみられず，すでに定着している場合は渡航による影響が限定的と考えられる．ベトナム，マレーシアやシンガポールでは，COVID-19による活動制限令 movement control order[4] のように各地域において移動制限・禁止が実施されたが，それらのデング熱流行に対する効果は限定的であったという例があげられる．デング熱流行拡大あるいは減少は，ウイルスの毒性，遺伝子型・血清型の入れ替えなど複数の事柄に起因すると考えられている．特に，フィリピン[5]，ミャンマーやベト

ナムでの分子疫学解析によると，デングウイルスは，定着した遺伝子型・ウイルス株が独自に進化を続け，流行拡大へ向かう傾向がある．一方，新規ウイルス株の侵入・定着は，患者によりウイルス株が持ち運ばれたことから，渡航者による感染拡大が主要因とされる．このように，デングウイルスは独自に進化を遂げ，流行を拡大し，感染症対策の観点からも，ウイルスの病原性の変化，流行拡大パターンなどのサーベイランスを継続することが重要である．2014年のデングウイルスの侵入の事例では，国内のヒトスジシマカがウイルスを媒介する能力を十分有することが明らかとなり，海外の感染症がわが国へ侵入した後には迅速な対応体制を構築することが重要であることがわかった．特にデング熱は，特異的な治療法・ワクチンが実用化されていないことから，有効な対策は迅速な診断体制および水際対策となる．今後のデング熱ワクチンの開発・実用化においてもCOVID-19ワクチン開発に活用された基盤を活用し，感染症対策のグローバル的な観点からも，一刻も早い安全性・有効性の高いデング熱のワクチン開発・実用化への取り組みが，国内医薬品の開発課題として考慮されるべきではないだろうか．

謝辞　本項目で紹介したわれわれの研究は，日本医療研究開発機構（AMED）新興・再興感染症に対する革新的医薬品等開発 推進研究事業（課題番号 JP20wm0125006, 20jm0210086h0001,20fk0108123h1101, 20fk0108109h0002）の支援を受けて実施されたものです．本項目に関連し，開示すべき利益相反状態にある企業等はありません．

文献

1) Bhatt S, Gething PW, Brady OJ, Messina JP, Farlow AW, Moyes CL, Drake JM, Brownstein JS, Hoen AG, Sankoh O, Myers MF, George DB, Jaenisch T, Wint GRW, Simmons CP, Scott TW, Farrar JJ, Hay SI : The global distribution and burden of dengue. Nature, 496(7446) : 504-507, 2013.
2) Kutsuna S, Kato Y, Moi ML, Kotaki A, Ota M, Shinohara K, Kobayashi T, Yamamoto K, Fujiya Y, Mawatari M, Sato T, Kunimatsu J, Takeshita N, Hayakawa K, Kanagawa S, Takasaki T, Ohmagari N : Autochthonous dengue fever, Tokyo, Japan, 2014. Emerg Infect Dis, 21(3) : 517-520, 2015.

3）国立感染症研究所：日本の輸入デング熱症例の動向について，2022 年 3 月．（https://www.niid.go.jp/niid/images/epi/dengue/PDF/dengue_imported202102.pdf）
4）在マレーシア日本国大使館：【新型コロナウイルス】活動制限令（MCO），条件付き活動制限令（CMCO）及び回復のための活動制限令（RMCO）の各対象地域における規制（SOP），2021．（https://www.my.emb-japan.go.jp/itpr_ja/newinfo_12012021D.html）
5）Luz MAV, Nabeshima T, Moi ML, Dimamay MTA, Pangilinan LS, Dimamay MPS, Matias RR, Mapua CA, Buerano CC, de Guzman F, Tria ES, Natividad FF, Daroy MLG, Takemura T, Hasebe F, Morita K：An Epidemic of Dengue Virus Serotype-4 during the 2015 - 2017：the Emergence of a Novel Genotype IIa of DENV-4 in the Philippines. Jpn J Infect Dis, 72（6）：413-419, 2019.

（モイ メンリン）

麻　疹

急性および持続感染機構からワクチンの作用機序まで

| **1** | 病原体および臨床上の基本事項 |

　麻疹（ましん，はしか）は麻疹ウイルス *Measles virus* を病原微生物とする急性感染症である．麻疹ウイルスに曝露すると約 10 日間の潜伏期間を経て，発熱，咳嗽，鼻汁，結膜炎などの症状で発症し，不顕性感染は通常認めない．この時期をカタル期と呼び，2 〜 3 日続いた後 12 〜 24 時間にわたりいったん解熱する．この頃，麻疹に特徴的とされるコプリック斑を頬粘膜に認める．その後再び発熱し（二峰性発熱），全身に発疹が生じる（発疹期）．発疹は癒合傾向のある紅色の斑丘疹であり，典型的には顔面，頸部から体幹，四肢へと下降性に広がる．3 〜 4 日で解熱するが発疹の色素沈着はしばらく残存する（回復期）．

　診断は典型例では曝露歴，症状，経過等から臨床的に行うことが可能である．麻疹 IgM 抗体の上昇，あるいはペア血清で麻疹 IgG 抗体の陽転または有意な上昇を確認することによっても診断できる．特異的な治療法はなく，対症療法が行われる．麻疹による致死率は先進国では 0.1 ％程度であるが，10 〜 20 ％の症例で合併症を生じる．麻疹ウイルスの主な標的はリンパ組織であるため，感染後一過性に免疫能が低下し細菌の二次感染により肺炎，中耳炎，喉頭炎等を起こしやすい．特に肺炎は重篤化しやすく，開発途上国では麻疹による致死率が 5 ％以上に達することもある．また，0.1 ％の症例では麻疹後脳炎を合併する．脳炎の致死率は約 15 ％であり，25 ％の患者で神経学的後遺症が残存する．麻疹後脳炎は脳へのウイルス感染ではなく交差免疫反応が原因と考えられている．

　麻疹ウイルスはまれに中枢神経系に持続感染し，患者約 1 万人に 1 人の割合で亜急性硬化性全脳炎 subacute sclerosing panencephalitis（SSPE）を合併する．1 歳以下での麻疹罹患がリスクとされ，5 〜 10 年程度の潜伏期間の後に学童期に好発する．認知障害，行動異常等を初期症状とし，亜急性に進行して特徴的な全

身性のミオクローヌスが出現する．また，HIV 感染児など免疫抑制状態下にある患者が麻疹ウイルスに罹患すると麻疹封入体脳炎 measles inclusion-body encephalitis（MIBE）を発症する場合があり，半年程度で急速に脳炎が進行する．ともに血清や脳脊髄液中の麻疹抗体価が上昇することが知られ，特に後者は診断的価値が高い．多くの症例で脳波上は周期性同期性放電を認める．予後は非常に悪いが，治療としてイノシンプラノベクスの内服療法とインターフェロンの髄注または脳室内投与は保険適用がある．研究的治療法としてリバビリンの脳室内投与も行われている．

2 　現在の発生状況と問題点

　麻疹には優れた弱毒生ワクチンがあり，予防可能な疾患である．ワクチン接種の推進により，世界全体の麻疹患者数・死亡者数は長らく減少傾向にあった．世界保健機関（WHO）に報告された麻疹患者数は 2000 年には 85 万 3,479 人だったが，2016 年には 13 万 2,490 人まで減少した．しかしながらその後は再び増加に転じており，2019 年には患者数は 86 万 9,770 人に達し，これは 1996 年以降最多である[1]．ただし，WHO に報告された患者数は実際の患者数とは大きく乖離していると考えられており，2000 年の推計患者数は世界全体で約 2,800 万人，2019 年は約 980 万人とされている．麻疹による推計死亡者数も 2000 年の約 53 万 9,000 人から 2016 年は約 9 万人にまで減少し，初めて 10 万人を切ったが，2019 年は約 20 万 8,000 人に増加している．この年は世界各地で流行がみられたが，流行地域においてワクチン接種率が低いことや，先進国でも感染者の多くがワクチン未接種やワクチン接種歴不明であることが問題となっている．一方でワクチン接種を進めた国では 2018 年に比べ患者数は 8 〜 9 割減少した．

　わが国において麻疹は感染症法における定点把握対象疾患であったが，2007 〜 2008 年の 10 歳代を中心とした流行を契機に 2008 年から全数把握対象疾患に変更され，2008 年の患者数は 1 万 1,000 人にのぼった．麻疹・風疹混合ワクチン

の2回接種は2006年に開始されたばかりであったため，第3期，第4期（それぞれ中学1年生，高校3年生相当）の接種を時限的に追加するなどの対策がとられた．これにより流行は収束し，翌2009年の患者数は732人と大幅に減少した．その後も患者数は年間200〜400人台で推移し，2015年には全数把握に変更後最少の35人となった．同年にはWHOより日本は麻疹の排除状態にあると認定された．すなわち，土着株による麻疹の流行が3年以上にわたって生じていないことなどの条件を満たしていることが確認された．以後も患者数は2016〜2018年にかけて年間100〜200人台にとどまっていたが，2019年は744人と2009年以降最多となった[2]．

　2020年に入り，新型コロナウイルス感染症（COVID-19）パンデミックの影響を受け，世界全体および日本においても麻疹患者数は大幅に減少した．その一方で，COVID-19パンデミック下において26カ国，9,400万人以上の人々が2020年11月までに麻疹ワクチン接種の機会を逃した．わが国でもコロナ禍の受診控えが影響した可能性があり，日本小児科学会はCOVID-19流行下でも予定通りの接種を推奨している．

3 研究成果

　麻疹ウイルスはパラミクソウイルス科モルビリウイルス属に分類される一本鎖の非分節マイナス鎖RNAウイルスである．構造タンパク質としてnucleocapsid（N），phosphor（P），matrix（M），fusion（F），hemagglutinin（H），large（L）の6つのタンパク質をコードしており，ゲノムRNAはNタンパク質に覆われ，らせん対称のヌクレオカプシドを形成している．Pタンパク質とLタンパク質はRNA転写複製酵素を構成し，感染細胞の細胞質でウイルスmRNA合成とゲノム複製を行う．また，Mタンパク質はウイルスのエンベロープ（細胞膜由来の脂質二重膜）を裏打ちしており，エンベロープ上に糖タンパク質であるHタンパク質とFタンパク質が存在する．この2つのタンパク質が，ウイルスが宿主

細胞へ侵入する際に必須の役割を担う.

　麻疹ウイルスはHタンパク質が細胞受容体との結合能を，Fタンパク質が膜融合能を担っており，受容体結合に伴って両分子が連鎖的に構造変化を起こすことでウイルスエンベロープと細胞膜が融合して細胞侵入を起こす．麻疹ウイルスの受容体としては，免疫系細胞特異的に発現する受容体SLAMが報告されており，麻疹ウイルスによる一過性の免疫抑制を説明できる．また，極性上皮細胞特異的に発現する受容体nectin-4も報告されており，この受容体は麻疹ウイルスによる効率的なヒト—ヒト間伝播を担う．この他，本来の受容体を発現していない培養細胞に馴化したワクチン株などでは，補体の制御因子CD46を利用する.

　麻疹ウイルスのトロピズム（細胞指向性）および病原性解析の観点から，Hタンパク質単独およびHタンパク質と受容体の複合体構造が解明され[3]，なぜHタンパク質が複数の異なる受容体を認識できるのか，そのメカニズムが明らかになった．Hタンパク質はインフルエンザウイルスのノイラミニダーゼなど複数のウイルスでもみられるベータプロペラ構造をしているが（図3-7-1），他のウイルスの受容体／リガンド相互作用部位（構造中央のポケット）とは異なり，構造側面の広範な領域を利用して受容体結合部位を一部重複させながら複数の受容体と相互作用が可能な結合様式をもつ（図3-7-1）[3]．このユニークな構造基盤が麻疹ウイルスのユニークなトロピズムを生み出していると考えられる.

　構造情報を基に麻疹ワクチン有効性の説明も可能となった．1954年にJohn Endersらにより弱毒生ワクチンが開発されて以降，同系統のワクチンが60年以上にわたり，今なお世界中の麻疹ウイルス株に対して効果的であり続けている．この分子機構として，主要抗原であるHタンパク質は，受容体結合部位が中和抗体に認識されやすい構造をしていることが報告されている（図3-7-1）[3]．すなわち，複数の受容体と結合することを優先して，受容体結合に必要な領域を糖鎖で覆わず大きく露出させているため，中和抗体による受容体結合阻害の影響を受けやすい構造基盤をもつ．また，中和抗体からの逃避のためSLAMや受容体nectin-4のどちらか一方だけでも結合を低下させる変異がHタンパク質の当該領域に入ってしまうとウイルスの生存に負に影響するため，中和抗体標的領域の

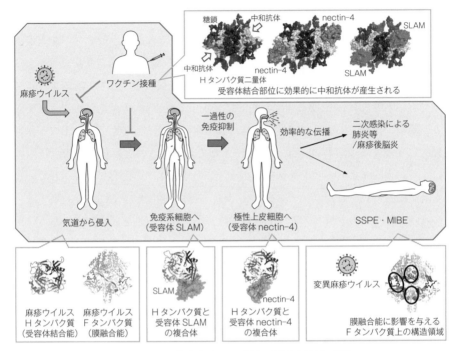

図 3-7-1　麻疹ウイルス感染の概略と研究成果

アミノ酸保存性が高く，単一血清型につながっていると考えられる[3]．

　麻疹ウイルスは免疫系細胞にトロピズムがあるため，麻疹感染により他の感染症に対する免疫記憶が大きく低下することが報告されている．すなわち，麻疹による直接的な死亡リスクだけでなく，麻疹への罹患は将来にわたって他の感染症による間接的な死亡リスクを高めることになるため，ワクチンによる予防の重要性があらためて示された．

　SSPE と MIBE を起こした麻疹ウイルスの特徴として，F タンパク質に膜融合能を亢進させる変異が複数報告されている[4]．また，F タンパク質の構造が明らかとなったことで[5]，麻疹ウイルス神経疾患に影響を与えるアミノ酸置換を伴う変異が特定の構造領域に集積していることがわかった（図 3-7-1）[5]．宿主側の神経細胞感染の促進因子の同定も進んでいる．最近，神経細胞感染能をもつ変異麻

疹ウイルスに対する性状解析や創薬研究が加速しており，今後の詳細なメカニズム解明が期待される．

4 | 公衆衛生対応として強調したい点

　麻疹は空気感染，飛沫感染，接触感染によりヒト─ヒト間で伝播し，感染力は非常に強い．麻疹の基本再生産数（ある感染症に対してまったく免疫をもたない集団内で，1人の感染者が平均して何人の二次感染者を発生させるかを表した値）は 12 〜 18 と推定され，流行拡大を防ぐには人口の 95％程度が免疫を得る必要があると考えられている．2019 年の世界の麻疹ワクチン接種率は 1 回目 85％，2 回目 71％であり，近年頭打ち傾向にある[1]．COVID-19 流行下における接種の遅れにより，今後麻疹の大きな流行が生じる可能性があり，ワクチン接種をさらに推進していく必要がある．

　麻疹ワクチンを接種していても，その後麻疹ウイルスに曝露しないことで抗体価が低下し，麻疹に感染することがある．このような場合，症状が軽度であったり非典型的な経過をたどったりすることがあり，これを修飾麻疹という．臨床的診断は難しく検査診断が必要となるが，周囲への感染源となることは変わらない．感染症法および予防接種法に基づく「麻しんに関する特定感染症予防指針」は，医師が麻疹の届出を行う際に，血清 IgM 抗体検査等の血清抗体価の測定の実施およびウイルス遺伝子検査等の検体の提出を求めている．典型的な麻疹症例が減少している国内においては，疑わしい症例に対し積極的に検査診断を行うことが，集団発生防止の観点から重要と考えられる．

文 献

1) Patel MK, et al.：Progress Toward Regional Measles Elimination - Worldwide, 2000-2019. MMWR Morb Mortal Wkly Rep, 69(45)：1700-1705, 2020.
2) 国立感染症研究所：麻疹 2020 年 2 月現在．病原微生物検出情報（IASR），Vol.41, No.4：53-55, 2020.

3) Hashiguchi T, et al. : Structure of the measles virus hemagglutinin bound to its cellular receptor SLAM. Nat Struct Mol Biol, 18(2) : 135-141, 2011.
4) Watanabe S, Shirogane Y, Sato Y, Hashiguchi T, Yanagi Y : New Insights into Measles Virus Brain Infections. Trends Microbiol, 27(2) : 164-175, 2019.
5) Hashiguchi T, et al. : Structures of the prefusion form of measles virus fusion protein in complex with inhibitors. Proc Natl Acad Sci U S A , 115(10) : 2496-2501, 2018.

（橋口隆生）

狂犬病

最も危険なウイルス感染症

　本項は，筆者のエピソードから始めてみる．筆者は，東南アジアと日本を頻繁に行き来しており，出張時には，中部国際空港付近の決まった私営駐車場を利用している．筆者を車に乗せて空港へ向かう運転手はいつも同じで，あるとき彼にこう訊ねられた．

　運転手「本道さんはかなり頻繁に東南アジアへ行っていますが，どんなお仕事をされているんですか？」

　筆者「狂犬病とか感染症を調べています．」

　運転手「そうですか．実は私，つい最近，狂犬病になったんですよ．」，筆者は驚いて，どうやって治したのかを聞く．

　運転手「いやね，凶暴なイヌに咬まれたんですよ，だから狂犬病（笑）」，イヌに咬まれると狂犬病になると知っているだけで立派と思いつつ，次に聞こえてきたラジオの話に耳を疑った．

　ラジオの声「安心してください．ネコに狂犬病はありませんから．」

　狂犬病は，全世界約200カ国のうち3/4を超える国々で報告のある，致死的な中枢神経系ウイルス感染症である．ほぼすべての哺乳類に感染するとされ，発症したら治療法がなく，ほぼ100％が死に至るという危険な感染症である．狂犬病の歴史は古く，古代エジプト（少なくとも4,000年前のエジプト）とメソポタミアの記述によれば，「怒った，あるいは，狂ったイヌに咬まれることによって起こる病気」とされている[1]．

　狂犬病は，狂躁型と麻痺型に分けられ，ヒトの狂躁型狂犬病では，幻覚，嚥下の際の激しい痙攣による恐水症，風に過敏に反応する恐風症などを主徴とし，麻痺型は発症当初から歩行困難などの麻痺症状を示し，それが末期まで続く．狂犬病に感染したイヌによる咬傷の後，発症した際の狂躁型狂犬病の生存日数は5〜

7日, 麻痺型狂犬病では10日程度である. ヒトの狂躁型と麻痺型の比率は2:1で, 麻痺型の症状が, 他の麻痺性疾患との判別が難しいことから, 医療の発達していない国々では, 狂犬病との診断に至らないケースがしばしばあるように思われる. 狂犬病ウイルスが体内に侵入してから発症するまでに, およそ1～3カ月程度かかることから (さらに長い例もある), 狂犬病ウイルスの曝露後に, 予防接種を繰り返すことで, 発症を抑止する効果がある.

　WHOによる各国からの報告をまとめれば, 毎年6万人近い犠牲者があるというが, 報告がない国, 正確でない国があるため, 実際の犠牲者はもっと多いと考えられている. アジアからの報告は, 約3万5,000人, アフリカは約2万5,000人であるが, 中央アジアや中東からの情報が限定的であることが, 犠牲者の数が過小評価されている原因の一つだろう.

　ヒトの狂犬病のおよそ半数が15歳未満の子どもであること, ヒトへの感染の99%はイヌによる咬傷であることから, 野良イヌのコントロールが最重要と思われるが, 開発途上国では特にそれが実現できていない. また, ヒトの狂犬病の発生のおよそ8割が, 農村地域で起きていることから教育水準の違いが関係していると思われる. われわれが, インドネシアの農村地域 (インドネシア第3の都市Bandungの南に位置するGarut郡) で行った100人への聞き取り調査によると, 「狂犬病に感染したイヌに咬まれたら, 患部を水で洗って消毒すれば十分である」といった代表的な正誤問題に答えられない, いわゆる, 知識の乏しい村人が56%にも及んだ. インドネシアでは, 衛生上の問題とイスラム法による火葬の禁止の観点から, 遺体は24時間以内に土葬することが通例となっているため, 麻痺型狂犬病の特定は極めて難しいと思われる.

　タイにおける, 狂犬病ウイルスに対する抗体価は, 有効でない割合がおおよそ50% (飼イヌおよび野良イヌの全国平均) とされる (Chulalongkorn大学私信). 東南アジアには野良イヌがたくさんいることはよく知られている事実だが, この野良イヌは, 日本でいう野良イヌ (飼い主のいないイヌ) とは少々意味合いが異なっている. タイでは都市部, 農村部を問わず, 道をうろうろしているイヌには, 大概名前がついていて, 周辺の人々から餌を与えられている. このような「野良

イヌ」を英語では community dog といい，対応する日本語がない．たまに，イヌの心配をする人が現れて，狂犬病の予防接種に連れていく．そのイヌの責任の所在がはっきりしないので，予防接種は定期的に行うわけではない．したがって，抗体価が上がらないイヌが多数発生するものと推察される．つまり，教育水準の問題とは別に，文化的な側面も「野良イヌ」のコントロールを難しくしている．

わが国では，1950 年に狂犬病予防法が制定され，イヌの登録，年 1 回の狂犬病ワクチン接種の義務付け，未登録のイヌの抑留が義務付けられたことにより，1957 年以降，ヒトとイヌの狂犬病は発生しておらず，狂犬病の清浄化に成功した．台湾でもおよそ同時期に清浄化に成功したとされていた．

2012 年，台湾では野生動物の疾病サーベイランスを開始した．2013 年より狂犬病をモニタリング項目に追加し，2012 年に，南投県および雲林県にて，原因不明の死亡で回収された野生のイタチアナグマ 3 頭を PCR 検査したところ，すべて陽性が確認された．さらに，イタチアナグマの追加の調査を行ったところ，全国で計 215 頭の陽性が確認された．また，イタチアナグマから咬傷を受けたイヌがおよそ 1 カ月後に狂犬病を発症した．このイヌは狂犬病ワクチンが未接種だった．当時，イタチアナグマが狂犬病ウイルスを保有していることがわかっていたため，このイヌは咬傷の報告後に台湾当局に抑留されていた．臨床所見から，先に述べた麻痺型狂犬病と思われ，野生動物の疾病モニタリングを開始していなければ見逃した例かもしれない．台湾では，ジャコウネズミからも狂犬病ウイルスが確認されている．ヒトがジャコウネズミと接触した例があるが，ヒトの狂犬病は発生していない．

わが国での狂犬病患者は，1970 年に 1 人，2006 年に 2 人，2020 年に 1 人発生しているが，いずれも海外で感染して日本に持ち込まれた輸入症例である．2020 年に発症したフィリピン人以外は，いずれも日本人であり，1970 年はネパールでイヌから咬傷を負い，2006 年は 2 人ともフィリピンでイヌから咬傷を負った帰国者である．4 人とも狂犬病を発症して死亡している．日本での野生動物に対する感染症サーベイランスは，農林水産省によって 2014 年から継続的に行われているが，家畜伝染病に対するものに限られ，狂犬病は対象外である．環境省も

2021年度から新型コロナウイルス（COVID-19）を主体として野生動物のサーベイランスを開始しようとしているようである．一方，静岡県，徳島県では，台湾での狂犬病の事例を踏まえて，野生動物の狂犬病を調査した実績がある．静岡県では，タヌキ6頭，アナグマ1頭，ハクビシン6頭，徳島県ではイヌ23頭，ネコ2頭，タヌキ13頭，イタチ4頭に対して，それぞれ直接蛍光抗体法，PCR法により検出を試みたがいずれも陰性だった．両県とも継続的には行っていないようである．

　わが国のイヌに対するワクチンの接種率は，厚生労働省の2009年の発表によると，イヌの登録数の74.4%である．イヌの登録数やワクチンの接種率が年々減少していることがささやかれており，WHOの指針によれば，国内で狂犬病を蔓延させない目安が，ワクチン接種率70%であるから，わが国はすでに危険水域にいるのかもしれない．一方で，これは教育水準や，国民への情報の普及速度にも影響を受けるので，日本で狂犬病が蔓延しやすいということにはならない．少しの犠牲者も出さないという観点からは心にとどめておく必要があろう．

　それでは，今考えなければならない狂犬病のリスクはどのようなものだろうか？　それにはまず，狂犬病および関連感染症（リッサウイルス），およびそれらをもつ野生動物について知っておく必要がある．狂犬病ウイルスは，ラブドウイルス科リッサウイルス属に属する一つのRNAウイルス種である．狂犬病ウイルスは，全世界では，野生も含めて食肉類からみつかるが，アメリカ大陸では，小型コウモリからもみつかる．アメリカ大陸では，キツネ，スカンク，アライグマ，コウモリ（南米ではチスイコウモリを含む）が媒介しており，イヌやネコとの接触が問題になる．これら野生食肉類に対して，狂犬病経口ワクチンの空中散布による免疫付与が試みられ，一定の効果は得られている．一方，狂犬病汚染区域の境界線は，毎年10 km（食肉類）〜 40 km（コウモリ）の速度で進んでおり（拡大）[2]，経口ワクチンの散布の効果は，都市近隣地域に限定されたものだといえよう．

　リッサウイルス属は，系統分類の第1群から第3群に分けられており，狂犬病ウイルスは第1群に属している．第1群に属するリッサウイルスは9つのウイル

ス種で，これらは狂犬病ワクチンに対して有効だと考えられている．リッサウイルスの症状は，狂犬病に類似して狂躁型と麻痺型が存在し，これまでのところ，発症すればすべてが死の転帰をとっている．第1群に属するヨーロッパコウモリリッサウイルス（EBLV）は，ヨーロッパ全土とアフリカ北部の小型食虫性コウモリおよびルーセットオオコウモリが保有しており，数例ではあるがヒトの死亡例が確認されている．デンマークでは，EBLV のヒツジへの感染，フランスではネコへの感染が認められており，発症した動物はすべて死亡している．フランスでは，10 人を超える人が EVLV に感染したネコに咬まれるなど曝露されたが，いずれも狂犬病ウイルス曝露後と同様，狂犬病ワクチンの曝露後接種によって発症は抑えられている．一方，第2群および第3群に属するリッサウイルスに対しては，既存の狂犬病ワクチンが有効ではなく[3]，現在は発症を予防する有効な手段がないと考えられる．特に，コウモリから分離された第3群の Leida bat lyssavirus と West Caucasian lyssavirus は，互いのゲノムの相同性が60％に満たず[4]，今後コウモリから新たなリッサウイルス種がみつかることが予想されている．リッサウイルスは，コウモリの分布とともにヨーロッパ，アフリカ，ロシア，中国，オーストラリアと広く分布している．コウモリから野生食肉類への感染は，ほぼどこでも起こっていると思われるが，詳しい報告はあまりない．わが国の近隣地域では，第1群に属する Irukut lyssavirus（IRKV）および Taiwan bat lyssavirus（TBLV）がコウモリからみつかっている．IRKV は，中国のテングコウモリから分離されており（日本のテングコウモリと同種とみる説もある），ロシア極東でヒトの死亡例もあるウイルス種である．2017 年，ヒトに咬傷を負わせた後，狂犬病症状を示して死亡したイヌから IRKV が検出されたが，狂犬病ワクチンの曝露後接種により，咬傷を負ったヒトは発症していない．台湾では，わが国と同種のアブラコウモリ（イエコウモリ）から TBLV がみつかっている．

　日本国内では，狂犬病を含むリッサウイルス感染症が遠い存在になっている一方，現在は，誰もが海外旅行を楽しむ時代である．開発途上国に一歩足を踏み入れれば，都市部であれ，狂犬病への罹患リスクが極端に高くなることをまずは知識としてもっておく必要がある．現在の日本人の狂犬病に対する知識は，冒頭で

述べたように，インドネシアの農村地域の住民と同程度かもしれない．まずは啓発が必要である．

　わが国のコウモリや野生動物は狂犬病ウイルスや他のリッサウイルスをもっていないのだろうか？　わが国には，森林棲（家屋に住むアブラコウモリを含む），洞窟棲の小型食虫性コウモリ，および小笠原，沖永良部島以南の南西諸島に果実食オオコウモリが生息している．これらのコウモリについて体系的に狂犬病ウイルスおよび他のリッサウイルスの感染状況を調べた報告がないため，これらウイルスの有無については不明である．オオコウモリに関しては，フィリピン・バタン島を北限としてヤエヤマオオコウモリが移動を繰り返している可能性は考えられるが，このオオコウモリ集団に他のオオコウモリ集団が混じることは考えづらく，したがって，新たなリッサウイルスが侵入してくる可能性は低いと思われる．また，生きたコウモリ全種の輸入が日本では禁止されているので，人為的なコウモリの移入については考える必要がない．一方，小型食虫性コウモリについては注意を要する．特にアブラコウモリである．アブラコウモリ属（Pipistrellus 属）のコウモリは，日本，中国，台湾の他，中東，ヨーロッパ全土，アメリカ大陸に広く分布している．TBLV をアブラコウモリがもっているため，これについて考えておく必要がある．ちなみにアメリカ大陸のアブラコウモリ属に属するコウモリは，狂犬病ウイルスを保有している．

　アブラコウモリと同程度の大きさの Lasiurus 属コウモリは，海上を飛行することが知られており，洋上の船を休憩所として利用して長距離を移動することが知られている．実際，このコウモリは，アルゼンチン沖 322 km の洋上で船の上に降り立った[5]．台湾と日本のアブラコウモリがこのような飛行能力をもつかどうか不明であるが，台湾と与那国島の距離はおよそ 100 km しかなく，コウモリ種によっては，飛行による国境越えは可能かもしれない．洋上を飛行するだけでなく，貨物船や飛行機を利用して大陸を横断することもある[5]．実際，狂犬病ウイルス陽性の Eptesicus 属のコウモリが，カリフォルニアからハワイ（狂犬病フリー）への自動車輸送便の貨物室を飛んでいるのがみつかっている．日本のアブラコウモリ（狂犬病ウイルス陰性）が，ニュージーランド便の貨物室で発見され

たこともある．また，同様に日本のアブラコウモリが東京 - サンフランシスコの飛行機内からみつかった．過去には，害虫駆除のために日本のアブラコウモリが，ハワイに放たれたこともある．このように，小型コウモリはさまざまな手段で大陸間を移動するのである．海外から日本への定期便の中に，狂犬病ウイルスあるいはリッサウイルスをもったコウモリがまぎれ込むリスクは常に存在し，例えば先に述べた台湾のアブラコウモリが，貨物船で日本へ渡り，日本のアブラコウモリ集団の中にまぎれたとすれば，日本のアブラコウモリにも TBLV 陽性の集団ができてしまうおそれがある．狂犬病ウイルスに限らず，小型コウモリを自然宿主とする人獣共通感染症の日本への侵入のリスクは常に存在しているのである．

　日本では，アライグマなどの外来野生食肉類の広がりが問題になっている．日本に狂犬病ウイルスが侵入した際には，日本在来の食肉類とともにこれらも問題になる．筆者が調査した限り，コウモリが生息する日本の洞窟で，アライグマが出没する洞窟がある．その洞窟のユビナガコウモリおよびキクガシラコウモリの生息の規模から考えて，コウモリの落下死体はみられるはずなのだが，その洞窟ではコウモリの死体を一切みたことがない．小型コウモリとアライグマの接点がすでにできあがっている洞窟が日本にはあるのである．しかし，先に述べたように，日本人が正しい狂犬病の知識をもち，イヌの予防接種をしっかり行うことで狂犬病を発生させないことは可能である．一方，ヨーロッパ便からの第2群，第3群のリッサウイルスをもつコウモリの侵入については注視する必要があろう．

　本項の副題は，「最も危険なウイルス感染症」とした．最も危険な感染症とは，執筆時点では新型コロナウイルス（COVID-19）かもしれない．2年間で発生した犠牲者の数，世界的な経済的損失を考えれば納得がいく．一方，史前よりヒトを脅かし，現在でも毎年6万人近い死亡者を出し，かつ発症したらすべてのヒトが死亡する狂犬病もまた，最も危険な感染症なのである．

文 献

1）Rupprecht CE, et al. : Rabies re-examined. Lancet Infect Dis, 2(6) : 327-343, 2002.

2) Fisher CR, et al. : The spread and evolution of rabies virus : conquering new frontiers. Nat Rev Microbiol, 16(4) : 241-255, 2018.
3) Shipley R, et al. : Bats and Viruses : Emergence of Novel Lyssaviruses and Association of Bats with Viral Zoonoses in the EU. Trop Med Infect Dis, 4(1) : 31, 2019.
4) Fooks AR, et al. : Renewed Public Health Threat from Emerging Lyssaviruses. Viruses, 13(9) : 1769, 2021.
5) Constantine DG : Geographic translocation of bats : known and potential problems. Emerg Infect Dis, 9(1) : 17-21, 2003.

（本道栄一）

9

成人 T 細胞白血病

発症の分子基盤理解の進展と発症予防法開発の試み

　ヒト T 細胞白血病ウイルス I 型 human T-cell leukemia virus type 1（HTLV-1）
は，1980 年にヒトで初めてのレトロウイルスとして報告された[1]．このウイルス
は数万年前から広く人類に感染していることが明らかになっている．わが国では，
日本赤十字社の献血者の抗体スクリーニング結果に基づく推定感染者数は約 108
万人である[2]．HTLV-1 の感染経路は，輸血，性交渉・外傷および母子感染であ
る．母子感染予防は，「HTLV-1 総合対策」の中心課題として精力的に取り組ま
れている．一方，最近の献血者の解析から，年間約 4,000 件以上の水平感染が起
きていることも明らかになっている[2]．しかし，わが国においては，社会の偏見
と差別への懸念があるため，水平感染に関する啓発活動や，感染予防の取り組み
は行われていない．

　世界全体の感染者数は，およそ 2,000 万人と推定されている．感染者の多い地
域は，サハラ砂漠以南のアフリカ，イラン北東部，中南米諸国，カリブ海諸島お
よび西南日本が知られている．2000 年代になって，オーストラリアの先住民の
間で高頻度に HTLV-1 感染が認められることが明らかになり，慢性呼吸器感染
症との関係が報告されて注目されている[1]．

1　HTLV-1 感染の自然史とウイルスおよび宿主の関与

　HTLV-1 感染後，ウイルスは感染性の粒子を介した増殖ではなく，感染細胞
のクローン性増殖による遺伝子コピー数の増幅を行う．したがって，感染後一定
期間の間に，感染 CD4T リンパ球は細胞増殖の結果，数万種に及ぶポリクロー
ナルな感染細胞集団を形成している．この状態は，ウイルス遺伝子産物の作用に
よる細胞の増殖と，宿主側の免疫監視機構の作用による平衡状態を反映している

と考えられる.

　感染細胞の増殖には,ウイルス遺伝子産物である Tax および HBZ などによる細胞遺伝子発現パターンの撹乱,宿主のシグナル伝達経路の活性化,細胞周期制御異常,エピゲノム異常による遺伝子発現異常,などに加えて,HTLV-1 プロウイルスの組み込み自体による遺伝子発現異常の存在が明らかにされており,これもクローン性増殖に関与している可能性がある[3].

　一方,感染細胞に対する免疫監視機構の作用に関しては,HTLV-1 の癌タンパク質(oncoprotein)である Tax が強い免疫原性を示すことから,Tax 発現細胞は優先的に排除されていると考えられる.実際,生体内の感染細胞におけるウイルス発現は極めてまれであり,アンチセンス側の免疫原性の低い HBZ 以外は,ほとんど発現が認められない[3].

　感染細胞内では,プロウイルス DNA の組み込みや,ウイルス遺伝子産物の作用により,ゲノムやエピゲノム異常が蓄積し,最終的には腫瘍化して,キャリアの一部に ATL を発症すると考えられる(図 3-9-1).

2 ｜ HTLV-1 関連疾患

　HTLV-1 関連疾患としては,成人 T 細胞白血病 adult T-cell leukemia/lymphoma(ATL),HTLV-1 関連脊髄症 HTLV-1-associated myelopathy(HAM),および HTLV-1 ぶどう膜炎 HTLV-1 uveitis(HU)がよく知られており,カリブ海地方では感染性皮膚炎 infective dermatitis associated with HTLV-1(IDH),さらに,最近明らかになったオーストラリア先住民の例では慢性呼吸器疾患 HTLV-1-associated pulmonary disease(HAPD)が知られている(図 3-9-2).

　ATL は,ウイルスキャリアの生涯の間に,3 〜 5%が発症すると推定されている[2].また,HAM は,生涯発症率約 0.3%程度であり,HU は,有病率が約 0.3%で HAM よりもやや頻度が高いと考えられている.炎症性疾患の発症につながる

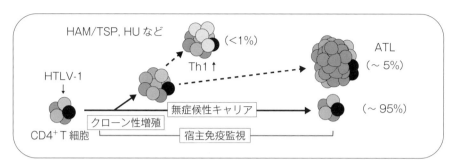

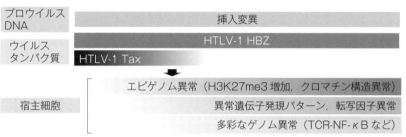

図 3-9-1　HTLV-1 感染の自然史とウイルスおよび宿主の関与

母子感染から成人あるいは老年で HTLV-1 関連疾患を発症する流れを示した．90％以上の感染者は無症候性キャリアとして一生を終えると考えられる．約 5％が ATL を発症し，1％以下のキャリアが炎症性疾患である HAM や HU を発症する．

経緯はいまだ明確ではないが，Th1 型の表現型を示す感染細胞の増加が基盤という報告がある[1]．

　HTLV-1 関連疾患は慢性感染状態から発症するが，ATL は「腫瘍性疾患」に該当し，炎症性疾患ではないが，広義の「HTLV-1 感染症」として捉える視点が重要であると考える．この視点からは，「感染予防」「発症予防」「治療法開発」が一連の対策として求められることが理解できると考える．

3 　ATL の臨床疫学と治療の現場

　ATL の発症数は，年間 1,500 例前後と推定され，年間の死亡者数は 1,000 ～ 1,100

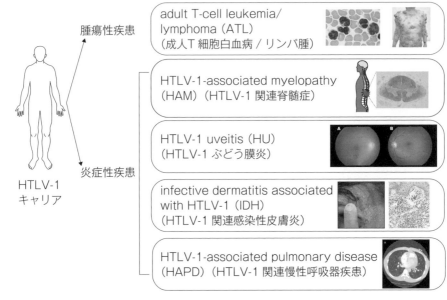

図 3-9-2　HTLV-1 感染で発症する疾患

HTLV-1 感染で発症することが広く認められている疾患をまとめた.

例である．ATL の臨床像は非常に多彩である．末梢血への腫瘍細胞の出現，全身のリンパ節腫脹，肝腫大，脾腫，皮膚病変，高カルシウム血症，中枢神経や消化管への浸潤などである．さらに日和見感染症などを示す．ATL は，4 つの臨床的サブタイプと 1 つの「病態」に分類された．くすぶり型，慢性型，急性型，およびリンパ腫型の 4 病型と，くすぶり型あるいは慢性型から急性型あるいはリンパ腫型へ進行する「急性転化」である．ATL 細胞は，CD3，CD4，および CD25 を発現する大型の細胞で核は複雑で特異な形態を示す．ATL 細胞は，CD7 の発現は低下し，ケモカイン受容体 CCR4 および接着分子 CADM1 を発現することが特徴である[3].

　治療は，日本血液学会の「造血器腫瘍診療ガイドライン」が作成されており，これを基に，多少の修正を加えた「国際コンセンサス」がある[5]．基本的には，病型分類を基本に，4 病型を "intolent type"（くすぶり型と予後不良因子をも

たない慢性型）と "aggressive type"（予後不良因子を有する慢性型と，急性型およびリンパ腫型）に区分して治療方針を記載している．"aggressive type" については，多剤併用化学療法と，可能な症例ではそれに引き続き血液幹細胞移植（HSCT）による治療が勧められており，"indolent type" については，病勢が進行するまでは，国内では「注意深い経過観察」が進められ，国際的には，これに加えて AZT/IFN-α治療が考慮される．

ATL の予後はいまだに血液悪性腫瘍の中でも最悪である．各病型の生存中央値は，急性型 8.3 月，リンパ腫型 10.0 月，予後不良慢性型 25.5 月，予後良好慢性型 63.5 月，くすぶり型 60.7 月であった．一方，HSCT の成績は，最近は改善が著しい．最近の報告では，生存率は 2 年生存率 45％ となっている．しかし，患者の年齢などの制約から，HSCT は高齢化の著しい ATL 患者の一部のみが治療対象になっているのが現状である[2]．

4 | HTLV-1 感染細胞と ATL 細胞のエピジェネティック異常

HTLV-1 感染細胞では，Tax により多くの遺伝子の発現が誘導・亢進され，特徴的な遺伝子発現パターンを示す．腫瘍化して HTLV-1 ウイルスが不活化されている ATL 細胞でも，同様の特徴が維持されている．このような特異な病態の基礎は，Tax による遺伝子発現制御異常が，Tax が不在でも維持される分子機構が存在すると考えられる．Tax は染色体のヒストンの科学修飾制御分子である HDAC1，SUV39H1，SMYD3，EZH2 などと直接物理的に会合しその機能を制御する．その結果 *KDM6B* の発現低下や，正常 CD4T 細胞では発現が抑制されている EZH2 の発現亢進などをきたす．感染細胞では，ウイルス発現が DNA メチル化，ウイルスゲノムの欠損などで認められなくなってもこの表現型が維持されている（epigenetic lock）．特に EZH2 の過剰発現と EZH1 の発現が共存することで H3K27 のトリメチル化（H3K27me3）が亢進していることが特徴であり，ATL 細胞ではさらに広範な遺伝子発現異常をもたらす基盤となって

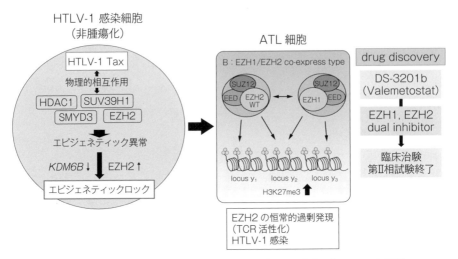

図 3-9-3　HTLV-1 感染細胞と ATL 細胞のエピジェネティック異常

HTLV-1 の段階から存在する異常と, 腫瘍化細胞で明らかに認められる異常とその結果もたらされる遺伝子発現異常の特徴を H3K27me3 制御について図解した.

いる[4]. 筆者らは, 第一三共株式会社との共同研究で, EZH1/2 の二重阻害薬を開発し, first-in-man の治験を行い, 第 II 相試験を終了して, 承認申請を行っている (図 3-9-3).

5　ATL 細胞に認められる遺伝子変異

　ATL 細胞には顕著な染色体異常や遺伝子の欠損などが存在することは知られていた. 最近は, 全エクソーム解析, トランスクリプトーム解析, アレイ技術によるコピー数解析や DNA メチル化解析の広範なデータが集積されている. ATL 細胞における遺伝子変異の特徴は, まず, T 細胞受容体 /NF-κB シグナル伝達系に関与する遺伝子群の高頻度の gain-of-function 変異の蓄積である. 具体的には, *PLCG1*, *PRKCB*, *CARD11* および *VAV1* 遺伝子などの活性化変異, および CTLA4-CD28 や ICOS-CD28 の融合変異などである. さらに免疫監視に関わ

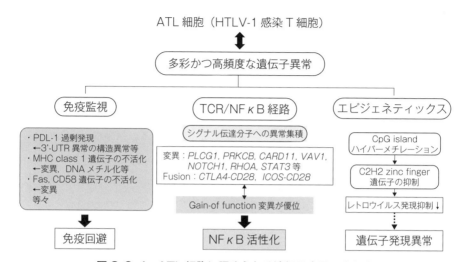

図 3-9-4　ATL 細胞に認められる遺伝子変異のまとめ

包括的な遺伝子異常の解析結果を，大きく 3 つのカテゴリーでまとめた．TCR/NFκB シグナル伝達の恒常的活性化に関わる遺伝子異常が目立つが，広範な異常が認められることにも注意が必要と考えられる．

る *HLA-A/B*，*CD58* および *FAS* の変異も高頻度に認められる．特に，PD-L1 3′-非翻訳領域に高頻度の構造異常が認められ，過剰発現をもたらすことは注目に値する．その他の T リンパ球の機能に関わる遺伝子の異常には，IRF4，IKZF2，GATA3 などの転写因子，CCR4，CCR7，GPR183 などのケモカイン受容体などがあげられる[4]．多くの ATL 患者で，別途記載したようなヒストン H3 リジン 27 のトリメチル化（H3K27me3）の例や，CpG island の DNA ハイパーメチレーションなどのように，抑制的なエピジェネティックな変化がある．これらは，レトロエレメンツの発現抑制に関わる Cys2-His2 zinc finger 遺伝子の発現制御など，協調的に多数の経路に変化をもたらしていると考えられる[4]（図 3-9-4）．

6 ｜ キャリアからの ATL 発症リスク評価の試みと発症予防

HTLV-1 キャリアから ATL を発症するのは約 5％程度である．つまり，キャ

リアの一部のみが ATL 発症のリスクをもつことが示されている．これまで，疫学的解析からも発症の高危険群の検討がなされてきたが，2002 年に開始された ATL の発症高危険群を明らかにすることを目的とする全国共同研究組織（JSPFAD）では，HTLV-1 感染者を登録し，年 1 回の受診と採血により，疫学情報の集積と染色体 DNA や血漿などの検体を蓄積し，種々の研究を進めてきた．この検体レポジトリは，発症リスクを評価するエビデンスの探索のみならず，広く ATL の病態研究に大きく貢献してきた．

　これまでの研究から，図 3-9-5 に示すように，いくつかのリスク評価に有用な項目が明らかになってきている．まず，末梢血中の感染細胞の割合を表すプロウイルスロード（PVL）が 5％以上のキャリアが ATL 発症リスクが高いことが示された[2]．また，感染者末梢血中の $CD4^+$/$CADM1^+$ 集団に感染細胞が濃縮され，さらに ATL への進展とともに CD7 が著減することに注目したフローサイトメトリー法（HAS-Flow 法）による解析では，$CD4^+$ 細胞中の CADM1 発現細胞の割合を基に ATL 進展リスクが評価できると報告されている[3]．さらに，感染細胞のプロウイルス組み込み部位に基づくクローナリティ解析の結果と ATL 発症の関係も報告があり，キャリアの時点でモノクローナルな増殖を示すキャリアから ATL が発症する可能性が高いことも示されている[3]．また，末梢血単核球 DNA のターゲットシークエンスによる遺伝子変異解析から，キャリア時点で遺伝子変異を認めた場合は発症リスクが高い可能性が示されている[4]．さらに，最近では一細胞解析が可能になり，感染細胞と腫瘍細胞の個々の細胞の性質も明らかにされてきている[4]．

　したがって，ATL 発症高危険群は，現時点では，家族歴，PVL 高値，HAS-Flow の $CD4^+CADM1$ 分画増加，感染細胞のモノクローナリティ，および体細胞遺伝子変異などの情報を総合して判定が可能になってきたといえる．これらのキャリア集団に対して，発症予防の介入ができることが望ましいが，現時点では手段がない．さまざまな困難があるが，図 3-9-3 に示した Valemetostat などの候補医薬に関しての臨床試験が進められると考えられる．

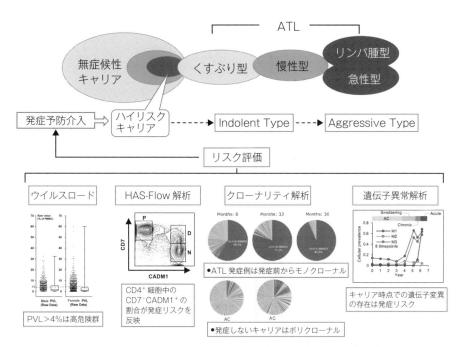

図 3-9-5 キャリアからの ATL 発症リスク評価と発症予防

上半分に，HTLV-1 感染者の概念的な区分を示し，ATL 発症リスクの観点からキャリア集団の中を区分するためのさまざまなエビデンスを示した．

　ATL は HTLV-1 の慢性感染によって発症する悪性腫瘍である．腫瘍化する細胞の母集団があらかじめ決まっており，解析技術の発達により，それらの細胞を直接的にかつ経時的に解析可能になってきた．今後，これらの利点を生かして ATL の発症機構と腫瘍細胞の増殖機構が，分子レベル・個別細胞レベルで明らかになると考えられる．したがって，ATL 研究が，慢性感染症から発症する悪性腫瘍を理解するモデルとなることが期待される．

文　献

1) WHO：Human T-lymphotropic virus type 1：technical report. 2021 March.（https://www.who.int/publications/i/item/9789240020221）

2) Iwanaga M：Epidemiology of HTLV-1 Infection and ATL in Japan：An Update. Front Microbiol, 11：1124, 2020.
3) Watanabe T：Adult T-cell leukemia：molecular basis for clonal expansion and transformation of HTLV-1-infected T cells. Blood, 129(9)：1071-1081, 2017.
4) 日本血液学会：造血器腫瘍診療ガイドライン（2018年増訂版）
　（http://www.jshem.or.jp/gui-hemali/2_8.html）
5) Yamagishi M, Suzuki Y, Watanabe T, Uchimaru K：Clonal Selection and Evolution of HTLV-1-Infected Cells Driven by Genetic and Epigenetic Alteration. Viruses, 14(3)：587, 2022.

（渡邉俊樹）

10

アスペルギルス症

忍び寄るカビの脅威

1 病原体および臨床上の基本事項

　アスペルギルス症は真菌（カビ）の一種であるアスペルギルス *Aspergillus*
spp. によって起こる感染症（真菌感染症，真菌症）である．アスペルギルス症は
頻度が高くしばしば致死的となる重篤な疾患であることから，世界的に最も重要
な真菌症の一つとなっている．

　真菌は発生学的に植物よりもむしろ動物に近いといわれるほど，動物に極めて
近縁の生物である．その細胞の構造（ミトコンドリアを含む多くの細胞内小器官
をもつ）でも遺伝子でもヒト細胞との共通点が多い．DNA のサイズや遺伝子数
は一般細菌よりもはるかに多く，多彩な能力をもつ一種の高等生物である．真菌
に対する強力で安全な抗菌薬の開発は大変難しく，現在わが国で内臓の真菌感染
症に用いることのできる抗真菌薬はわずかに 4 系統 8 薬剤と極めて少数であるが，
これは生物としてのヒトとの類似性やその多彩な能力に起因している．

　また，真菌は地球上で最も種類の多い生物の一つでもあり，キノコまでを含め
ると 100 万種ともいわれるほど巨大な生物界を形成している．アスペルギルスに
代表される病原菌はその中の 100 ～数百種程度とされてきたが，毎年，これまで
非病原菌とされた菌による感染例が多数報告されており，ヒトに感染する力をも
つ真菌はこれまでの推測よりもはるかに多いと考えられる．これらの病原菌は特
別なところに潜んでいるわけではなく，ヒトの居住環境に日常的に生息している．
真菌は病原菌を含めてヒトのいるところには必ず生息しており，ヒトと一緒に生
きる生物といってもよい．

　アスペルギルスに限らず，真菌はその特徴として大量の胞子をつくり出し，胞
子は空気中を長時間にわたって生きたまま浮遊と落下を繰り返しながら空気中を
漂い続ける（場合によっては数カ月に及ぶ）．これはウイルスや細菌との大きな

相違点である．屋内，屋外により菌種は異なるが，この「大量の真菌が浮遊している」という現象は共通している．特に屋内では空気が滞りやすいことから胞子濃度が上昇しやすく，一般家屋の室内では空気 1 m³ あたりに 1,000 個程度の生きた真菌が浮遊している．これはその室内で生活しているヒトが毎日 1 万個近い数の真菌を吸い込んでいることを意味しているが，換気，湿度，温度，汚れなどの影響により，この濃度は容易に 10 倍，100 倍に達する．浮遊した真菌は落下して直接食品を汚染することもあるが，真菌の胞子はサイズがヒトの肺や鼻に吸い込まれるのに適しており，吸入により公衆衛生の問題やヒトの健康被害を生ずる．

　真菌によるヒトの健康被害には主に 3 種類がある．カビの生えたものを食べることにより真菌の産生する毒素（カビ毒，マイコトキシン）を体内に取り込んで起こる中毒，真菌を吸い込んで生じるアレルギー性疾患（気管支喘息など），さらに，真菌がヒトの体内に侵入しそこで増殖する感染症である．感染のルートはさまざまだが，吸入による肺感染が最も重要とされる．浮遊している菌の多くは黒色真菌（黒かび）であったりペニシリウムのような比較的病原性の弱い菌であるが，浮遊している真菌の数％は病原性の強いアスペルギルスであることから，毎日数百個のアスペルギルス胞子を吸っていることになる．病原性アスペルギルスといえどもヒトに感染する力はあまり強くないため，免疫能が正常でかつ肺にも傷みがない場合，吸い込まれた真菌は肺の奥で殺菌されてしまうか，肺から排出されてしまう．しかし，免疫力が低下している場合（好中球減少やステロイドなどを使用している場合）や肺に壊れた部分がある場合（古い結核・肺炎，空洞・嚢胞，肺気腫，肺の手術後，気管支拡張など）では吸い込まれたアスペルギルスを排除できず，やがてアスペルギルスは肺の奥で増え始める．こうなると自力での回復は非常に困難になる．喫煙者では肺が慢性的に傷ついており(気腫性変化)アスペルギルスによる感染を起こしやすくなるが，非喫煙者であっても加齢とともに同様の変化を生じ，アスペルギルスに感染しやすくなっている．一見元気に暮らしているヒトがアスペルギルス症を発症するのはしばしばこのような場合である．その意味で，アスペルギルス症は特殊な疾患ではなく，普通の「健常者」にも常にリスクがつきまとっている．また，アスペルギルスが傷んだ気管支の中

に住みついてしまい，そこでさまざまなアレルゲンとなる物質を産生して難治性のアレルギー性疾患（気管支喘息や好酸球性肺炎）を起こし，さらに気管支に大量の粘液を分泌させることによる気管支の閉塞をもたらすこともある（アレルギー性気管支肺アスペルギルス症）．鼻に吸い込まれた場合は副鼻腔アスペルギルス症を発症することがあるが，アスペルギルスは副鼻腔から脳へと進行し，しばしば致命的となる．

2 | 現在の発生状況と問題点

　アスペルギルス症に限らず，ほとんどの真菌症が感染症法によって指定されていないため，正確な患者数は不明である．しかし，日本病理剖検輯報を集計した久米，鈴木ら報告によると，わが国の医療機関で行われた剖検例の約5％で重篤な真菌症の存在が確認されており，さらにその中では近年アスペルギルス症が急速に増加して最大の原因となっていることがわかる．今やアスペルギルス症は珍しい特殊な疾患ではなく，現代の病死に直結した問題なのである．また，肺アスペルギルス症の慢性型である慢性肺アスペルギルス症では年間の新規患者数が8,000人程度と推測されている．わが国では喫煙習慣や結核の多さや社会全体の高齢化などに伴い肺の防御能が低下している人が多く，わずかな契機でアスペルギルス症を発症している．実際に見逃されていて重症化してから発覚したり，長期にわたって誤った診断を下されている例にもしばしば遭遇することから，実数はこれらよりもはるかに多いと推測されるが，今後は高齢化によるさらなる増加も危惧される．

　肺アスペルギルス症の問題点は，その治療の難しさにある．例えば，慢性肺アスペルギルス症は肺アスペルギルス症の中でも圧倒的多数を占める重要な疾患であるが，5年生存率は35〜60％とされ，悪性腫瘍をも上回るほど治療の難しい疾患である．代名詞とされるような大喀血だけではなく，肺全体に肺を破壊しつつ菌が広がっていき呼吸不全や全身衰弱で死亡する例が多いが，このような事実は

医療関係者の間でも意外に共有されておらず，見過ごされている疾患ともいえる．

　なぜそれほどまでに予後が悪いのであろうか．肺アスペルギルス症の治療の基本は薬剤（抗真菌薬）の投与あるいは感染した肺の切除である．切除では病変が大きくて切除不能な例が数多く存在する上，切除可能とされても，切除による体力の消耗や肺機能の低下などダメージが大きく，また切除後は肺の変形によりアスペルギルスによる再感染が起こりやすくなるなど，治癒へのハードルは高い．このため，多くの例で抗真菌薬による治療が選択されている．しかし，真菌はヒトに近い高等生物であることから，一般細菌に対する抗菌薬に比べるとその治療薬の開発は難しく，現在市場に出回っている薬剤も十分な抗菌力をもっていなかったり，強い副作用を示したりする（後者の例としてはアムホテリシンBの強力な腎障害がよく知られている）．このように困難な開発状況の中でも，アスペルギルス症に用いることのできる抗真菌薬はアゾール系，キャンディン系，ポリエン系の3系統上市されており，これはアスペルギルス症の治療薬に大きな需要があることの証左でもあろう．実際，世界中の製薬メーカーがアスペルギルスを標的に治療薬の開発を続けている．

　慢性肺アスペルギルス症は最も症例の多い疾患であるが，外来での長期間の治療が必要であるため，経口薬が存在するアゾール系が唯一の治療薬となっている．もちろん完治は難しい例が多いが，奏効すれば服薬を続けながらも安定した状態に持ち込める例が少なからず存在した．しかし，1990年頃から主に欧州でアスペルギルスのアゾール薬に対する耐性化が顕在化し[1]，その後世界中に同様の現象が確認された．それまで真菌における耐性化は臨床の現場では問題となってこなかったが，このアスペルギルスにおけるアゾール耐性の出現により，真菌症の世界でも初めて本格的な耐性問題に直面した．現在では欧州の一部の地域で耐性化率が約30％に達しており，極めて深刻な問題となっている．わが国ではアスペルギルスの株全体としての耐性化率は数％であるが，アゾール薬で治療を行ったことのある症例に限ると20％あまりの株ですでに耐性化している[2]．アゾールに耐性化してしまうとアゾール以外の薬剤（注射薬）を用いるため外来治療が不可能となり入院治療となるが，強い副作用や医療経済などの面から，しばしば治

療が困難となる．実際にこれら耐性菌による死亡率は高い．もともと使用できる
薬剤が極端に少ないアスペルギルス症において，このアスペルギルスのアゾール
耐性化は，患者にとって致命的となりうる病態なのである．

3 研究成果

　この問題を解決すべく，わが国をはじめ世界各国でアゾール薬に耐性となる仕
組みの研究が行われた．当初，アゾール薬が菌に結合して作用する部位（*CYP51A*
タンパク）をコードする遺伝子の tandem repeat（TR）や point mutation（PM）
が発見され，しばらくはこれが耐性の原因と考えられたが，その後，この変異が
あっても強い耐性を示さない株や，他の部位に複数の PM を示すような耐性株
が発見された．さらにはこれらの *CYP51A* にまったく変異をもっていないにも
かかわらず耐性化している株の存在も明らかとなり，当初考えられたような単純
な耐性機構ではないことが明らかとなった．また，TR はもっぱらオランダを中
心としたヨーロッパで多くみられる一方，わが国では PM を示す耐性株が多く
認められた．その後，世界中で研究を進めた結果，ヨーロッパでは農場でアゾー
ル薬に近似した作用機序をもつ農薬 demethylation inhibitor（DMI）が広く使わ
れており，これにより土中のアスペルギルスで TR が生じ，環境内で耐性化して
いくことが明らかとなった[3]．一方，わが国では慢性肺アスペルギルス症が多い
ため，アゾール薬が長期に用いられる傾向があるが，アゾール薬の服用が長期化
するほどヒト体内で耐性化が増加することが確認された[4]．一人の患者の同一の
喀痰からはさまざまな遺伝子変異を生じた株が数多く採取されることから，治療
中の体内では頻繁に多様な変異が生じていると考えられる．体内におけるアスペ
ルギルスの遺伝子変異は極めて多彩であること，*CYP51A* と関係しない *Hgm1*
などの変異や薬剤排出ポンプが耐性化に関与することが解明されるなど，これま
で知られていなかった新しい知見が次々と明らかとなってきており，耐性機構は
おぼろげながらその全貌をあらわしつつある．

4 公衆衛生対応として強調したい点とのこされた課題

　真菌症に関わる近年の大きな社会的変化として高齢化，新型コロナウィルス（COVID-19）によるパンデミック，そして気候変動があげられる．

　わが国を含む先進諸国の多くで高齢化が避けられなくなっている．加齢による肺の変化はアスペルギルスをはじめとする真菌の感染母地となる．またCOVID-19感染では，肺アスペルギルス症や肺ムーコル症を合併し致死的となる例が多くみられ[5]，世界的に大きく報道されたのは記憶に新しい．COVID-19による肺炎では，治癒後も肺の線維化がのこることから，今後，この線維化した肺へのアスペルギルス感染が危惧される．

　さらに，気候変動に伴って，これまでに経験しなかったような台風，豪雨などが多く報告されるようになってきた．米国のカトリーナ台風の後のカビの大発生やそれに伴うアスペルギルス症の発生にみられるように，気候変動と真菌症は密接な関係がある．わが国でも災害に伴って漏水，浸水などが生じ，その後に大量のアスペルギルスが繁殖して肺アスペルギルス症を発症する例が確認され，災害とアスペルギルス症が明確に結びついた．もともと日本の気候ではカビが発生しやすいが，一見して表面にはカビが見えなくても，壁紙の裏，天井裏など，見えない箇所にもアスペルギルスは増殖していく．近年の気密性の高い家屋や，冬季に加温加湿された環境はカビの発生に好適である．さらにはエアコンや加湿器，空気清浄機なども，わずかな油断によりいつのまにかカビの温床になってしまう．

　アスペルギルス症とその薬剤耐性についての研究では，近年大きな進歩がみられた．それまで推測に過ぎなかった耐性機構が次々と明らかになっており，耐性を誘導する環境も解明されつつある．その一方で，研究が進むほどその耐性機構の複雑さ，多様さ，そして感染したアスペルギルスがヒト体内で日々どれほど多彩な変化を起こしているかが明らかになってきた．本来高等生物である真菌のもつ能力が治療を阻んでいる．

　診断や治療法の研究はこれからも精力的に進める必要がある．しかし，新薬開

発と耐性出現はある意味でイタチごっこの面があり，耐性を生じ難い抗真菌薬の開発と並行して，耐性が生じないような薬剤の使用法も必要となろう．さらには，根本的にわれわれの居住環境自体を見直し，カビが大量に発育しない家屋や空調機器，カビが発育しても住人が曝露されないような生活様式というものを考える時期にあるのかもしれない．われわれの生活はカビとは切り離せない．カビはヒトにとって明らかな脅威ではあるが，ともに進化してきた生物でもある．上手に共存する方法が求められている．

文献

1) Meis JF, Chowdhary A, Rhodes JL, Fisher MC, Verweij PE：Clinical implications of globally emerging azole resistance in *Aspergillus fumigatus*, Philos Trans R Soc Lond B Biol Sci, 371(1709)：20150460, 2016.

2) Takeda K, Suzuki J, Watanabe A, Arai T, Koiwa T, Shinfuku K, Narumoto O, Kawashima M, Fukami T, Tamura A, Nagai H, Matsui H, Kamei K：High detection rate of azole-resistant *Aspergillus fumigatus* after treatment with azole antifungal drugs among patients with chronic pulmonary aspergillosis in a single hospital setting with low azole resistance. Med Mycol, 59(4)：327-334, 2021.

3) Berger S, Chazli YE, Babu AF, Coste AT：Azole Resistance in *Aspergillus fumigatus*：A Consequence of Antifungal Use in Agriculture? Front Microbiol, 8：1024, 2017.

4) Tashiro M, Izumikawa K, Hirano K, Ide S, Mihara T, Hosogaya N, Takazono T, Morinaga Y, Nakamura S, Kurihara S, Imamura Y, Miyazaki T, Nishino T, Tsukamoto M, Kakeya H, Yamamoto Y, Yanagihara K, Yasuoka A, Tashiro T, Kohno S：Correlation between triazole treatment history and susceptibility in clinically isolated *Aspergillus fumigatus*. Antimicrob Agents Chemother, 56(9)：4870-4875, 2012.

5) Machado M, Valerio M, Álvarez-Uría A, Olmedo M, Veintimilla C, Padilla B, De la Villa S, Guinea J, Escribano P, Ruiz-Serrano MJ, Reigadas E, Alonso R, Guerrero JE, Hortal J, Bouza E, Muñoz P, COVID-19 Study Group：Invasive pulmonary aspergillosis in the COVID-19 era：An expected new entity. Mycoses, 64(2)：132-143, 2021.

（亀井克彦）

11
マラリア

気候変動は日本にもリスクをもたらすか？

　マラリアは，結核，AIDS と並ぶ世界三大感染症の一つで，今もなお年間 2 ～ 3 億人の感染者と 40 万人以上もの死者を出し続けている世界最大規模の感染症である．マラリアはハマダラカによって媒介される蚊媒介性感染症である．したがって，マラリアの流行はハマダラカの生態，ひいてはハマダラカの生態に影響を与える自然・社会環境の変化も密接に関わる．本項では環境の変化，特に気候変動がマラリアに与える影響を述べ，地球温暖化によって，マラリアを根絶して久しい日本でもマラリアが流行する可能性について論じる．

1 病原体および臨床上の基本事項

　マラリアの原因病原体はマラリア原虫であり，ハマダラカによって媒介される．マラリア原虫には多くの種が存在し，哺乳類・鳥類・爬虫類に感染することが知られている．中でも，ヒトのマラリア原虫は，熱帯熱マラリア原虫，三日熱マラリア原虫，卵形マラリア原虫，四日熱マラリア原虫の 4 種である．そのうち，熱帯熱マラリアと三日熱マラリア両者が大部分を占め，他の 2 種はまれである．死因となるのは熱帯熱マラリアで悪性マラリアとも呼ばれるが，他の 3 種の致命率は低い．熱帯熱マラリアはアフリカや東南アジアの熱帯・亜熱帯地域が流行域であり，犠牲者の多くはサハラ砂漠以南の 5 歳以下の子どもである．マラリアは熱帯の感染症と認識されているが，三日熱マラリア原虫や卵形マラリア原虫は南米や東南アジアの四季のある温帯地域にも分布する．

1 | マラリア原虫の生活史

マラリアは蚊媒介性感染症であり，感染したハマダラカの刺咬によりヒトは感染する．ハマダラカからマラリア原虫が注入されると，血流に乗って肝臓に行き肝細胞に感染する．肝細胞中で分化・増殖し，肝細胞を破壊して血流中に放出される．血中のマラリア原虫は，赤血球に感染すると分裂・増殖し，赤血球を壊して再び血流中へと出て新たな赤血球に感染する，という赤血球サイクルを形成する．原虫の一部は赤血球サイクルに入らずに，雌雄の生殖母体になる．生殖母体は長期間血流に滞在し，次の蚊の吸血時に蚊の体内に取り込まれる．蚊の中では有性生殖に始まる段階的な形態変化や増殖を行い，最終的には唾液腺に移動し，次の感染源となる．このように，マラリア原虫はヒトとハマダラカの間で複雑な生活史を営んでいる．

三日熱マラリア原虫，卵形マラリア原虫では，肝臓への感染時に一部の原虫が分裂せず肝細胞内に潜伏感染し，休眠型原虫の形態をとる．治癒数カ月後に，肝臓内で増殖を始め再発の原因となる．これは，温帯地域にも分布する三日熱マラリア原虫，卵形マラリア原虫が，肝臓内で冬を越しハマダラカへの伝播のためその飛来に合わせて血中に出現するための生存戦略と考えられている．

2 | マラリアの症状

マラリアのすべての症状は，赤血球サイクルの原虫が一定量を超えたときにあらわれる．マラリアの主症状は発熱，脾腫，貧血である．

発熱は周期的なスパイク状の特徴的な熱型を示す．スパイク状の発熱は感染赤血球の破裂に一致し，原虫由来の代謝産物などが血中に放出されると，免疫細胞がこれを認識しサイトカインを分泌する．その中には発熱物質であるインターロイキン -1 も含まれ，これが視床下部の発熱中枢に作用し発熱を促す．したがって，発熱周期はマラリア原虫の発育周期に相当し，四日熱マラリア原虫では 72 時間，その他のヒトマラリア原虫では 48 時間ごとに発熱する．

　脾臓の本来の役割は，120日の寿命を全うし柔軟性を失った赤血球を貪食し処理することである．感染赤血球も異物とみなされ，その排除のために脾臓中のマクロファージなど貪食細胞が貪食する．また，脾臓は免疫細胞の基地でもあり，捕食された原虫に応答して免疫細胞は増殖する．感染赤血球の捕縛とそれに対する免疫応答により脾腫は生じる．

　マラリア原虫による感染赤血球の破壊と免疫系による感染赤血球の処理による消費の亢進，および骨髄抑制による造血の低下を原因とする供給の低下によって起こる．重症貧血は死に至る病態である．

　重篤な致死性合併症として，熱帯熱マラリアに随伴する脳マラリアがあげられる．その原因は，熱帯熱マラリア原虫が感染した赤血球は血管内皮細胞に接着することができるようになり，その結果として脳血管が感染赤血球によって閉塞することである．これは，原虫にとっては感染赤血球の貪食の場である脾臓への流入を防ぐための生存戦略であるが，宿主を死に追いやる合併症の原因となる血管の閉塞をもたらす．脳マラリアの症状は，麻痺や意識障害など中枢神経症状で，放置すると100％死に至り，マラリアの死因の大部分を占める．

2 ｜ 現在の発生状況と問題点

1 ｜ 日本国内のマラリアの状況

　マラリアの流行域は広く，浸淫国は100カ国を超え，そこに世界人口の40％が住んでいる．現在，日本国内で感染することはなく，国内の患者は海外で感染することによる輸入感染症である．マラリアは感染症法に基づき，四類感染症として診断した医師に全数届出が義務付けられている．1999〜2017年の年間報告数は40〜154例である[1,2]．

　今でこそ日本には存在しないマラリア原虫であるが，古代〜中世から戦後まもなくまで存在していた．古くは平安時代の源氏物語に「瘧：おこり」と呼ばれた

マラリアの記載がある．平家物語の記載からは平清盛が重症のマラリアで亡くなったと推定される．マラリアの名称で報告があるのは明治時代からで，日本全土で三日熱マラリアが「土着マラリア」として流行がみられていた．1900年には北海道の開拓にあたった屯田兵とその家族8,200人中，1,500人近くが感染する流行があった．1903年には全国で20万人だったマラリア患者が，1920年には9万人，1935年には5,000人と次第に減少していった．最後は，琵琶湖周辺の滋賀，福井，石川，愛知，富山の5県に限局されていき，1959年に滋賀県彦根市の1例以降はみられなくなった．

終戦に伴い，マラリア流行域の戦地から500万人以上が帰還し，これによるマラリアが再流行することが危惧された．実際に43万人が帰還後マラリアを再発し，ハマダラカに吸血され，年間7,000人に二次感染を生じたことが推定されている．この帰還者による「戦後マラリア」は三日熱マラリアが大半を占めており，1946年に2万8,200人をピークに5年後には500人以下に減少し，終息に向かった．

沖縄の八重山諸島には熱帯熱マラリアの流行がみられていた．太平洋戦争末期には西表島などへの疎開／移住により「戦争マラリア」と呼ばれる熱帯熱マラリアの大流行が起こった．1945年には，3万人ほどの総人口のうち1万6,000人が感染し，うち3,600人以上の死者が出た．さらなる流行の拡大のおそれがあったが，1962年には患者はゼロとなった．

2 | 国内でマラリアがなくなった理由

マラリアの流行には，マラリア患者，媒介者であるハマダラカ，蚊に刺され新たに感染を受ける者，の三者が必要である．日本本土では三日熱マラリアが，八重山諸島では熱帯熱マラリアが流行していたのは，本土には三日熱マラリア原虫を媒介するシナハマダラカが，八重山諸島には熱帯熱マラリア原虫を媒介するコガタハマダラカが生息するからである．

シナハマダラカの主要な発生源は水田地帯であるが，近年では稲作の機械化や農薬散布，水管理など農業形態の近代化により，その数は激減した．また，コガ

タハマダラカは山間の清流を好むが，森林開発などで減少し，発生が少なくなっている．1960年以降のマラリアの根絶は，都市化に伴う公衆衛生の改善による媒介蚊の激減が主要な原因である．

3 研究成果

1 環境変化とマラリア

　近代化による環境の変化は，マラリア媒介蚊の生態系に影響を与える．その結果，新たなマラリアの流行を起こすことがある．例えば，2004年頃からインドネシアのボルネオ島で始まった，サルマラリアの流行があげられる．森林で活動するマカク属のサルに寄生するサルマラリア原虫の媒介蚊は森林に生息し，サルを吸血しサルマラリア原虫のサイクルを回している．流行以前にもサルマラリアはサル間で存在していたのだが，ヒトはヒトの居住区に住み，ヒトのみを刺す蚊に吸血されていたように，ヒトとサルは住み分けがなされていて接触が少なく，感染の危険も低かったと思われる．農地開発のための森林の伐採，森林へ入る職業の増加など，自然社会環境の変化により森林にいたサルマラリア媒介蚊とのヒトとの距離が接近したことによる流行である[3]．

2 地球温暖化とマラリア

　近年，温室効果ガスによる地球温暖化が問題となっているが，気温の変化は媒介蚊の生態に多大な影響をもたらす．前述のように日本国内では古代にはマラリアが問題であったが，1450〜1850年頃には小氷期と呼ばれる地球規模の寒冷化が起こり，それにより江戸時代にはマラリアの流行は下火となった．1850年以降は気温上昇に転じ，明治時代には国内でマラリアが蔓延することとなった．

　気温が上昇すると，ハマダラカの寿命が延び，22〜25℃まで上がると生存期

表 3-11-1　地球温暖化による媒介蚊・マラリア原虫の生態の変化と
　　　　　　それによるマラリアへの影響

媒介蚊・マラリア原虫の生態の変化	マラリアへの影響
媒介蚊の生息域の拡大	流行域の拡大
媒介蚊の寿命の延長 媒介蚊の発育の促進 マラリア原虫の蚊の体内での発育の促進	感染機会の増加

間は 15 日間から 25 日間まで長くなる．また気温上昇は，ハマダラカの成長過程，
ボウフラから蛹，蛹からの羽化の時間を短縮し，成長速度を速める．さらに，マ
ラリア原虫はハマダラカの体内で発育するが，気温の上昇はマラリア原虫の蚊の
体内での発育も促進する（表 3-11-1）．患者を吸血し別のヒトに感染させるには，
感染型のマラリア原虫をもった状態が長いほど，その機会は増加する．ハマダラ
カの発育の促進により世代交代が進むとハマダラカの密度が高くなるし，吸血後
に感染型のマラリア原虫が早く成長するようになり，感染力のある蚊が長期間生
存できれば，感染機会は著しく増大し，流行が拡大する基盤は確立される．

4　公衆衛生対応として強調したい点

　マラリアの流行域を考慮すると，現在流行がない地域は，自然条件によって流
行する条件を満たさないアフリカやアジアの標高が高く，気温が低過ぎて媒介蚊
が生息できない地域があげられる．このような地域では，気温上昇により生息域
が拡大し確実にマラリアの流行が起こると考えられる[4]．
　一方，日本などの先進国では，流行する自然条件を満たしているが，成熟した
公衆衛生によるバリアが構築されていることにより感染が制限されている．わが
国における，温暖化によるマラリア流行の可能性を，マラリア流行に必要な要素，
マラリア患者，ハマダラカ，新たに感染を受ける者，の観点から考察する．ハマ
ダラカについては上述のように流行を起こすのに十分となるであろう．輸入マラ

リア患者は今後増加し，感染源は増加する可能性がある．感染を受ける者については，温暖化による大幅な増減はないと考えられる．したがって，わが国においても温暖化によってマラリアが流行する可能性はある．

　蚊媒介性の輸入感染症が流行した例として，2014年に東京都を中心に160人の感染者を出したデング熱は記憶に新しい．多くの点でデング熱とマラリアは似通っているが，大きく違うのが媒介蚊の生態である．デング熱の媒介蚊はネッタイシマカやヒトスジシマカであり，これらは都市型でバケツの水など身近にある水たまりを発生源とするので，患者を吸血し，二次感染を起こす機会が多かったことが流行の要因であった．一方，ハマダラカは水田を主要発生源とする農村型で，温暖化で密度が高くなっても，大部分は都市部に存在するマラリア患者との接触機会が大きく増えるとは考えにくい．

　気候変動による日本国内でのマラリアの再流行について考察した．地球温暖化に伴い，ハマダラカが増えマラリア流行の素地はできる．しかし，都市の近代化，インフラ整備により感染機会は限定され，再流行が起こる可能性は低いであろう．韓国ではわが国と同じ状況であるが，それよりも寒い北朝鮮では依然としてマラリアが存在することから，マラリアは気温ではなく，都市化の有無，さらにいえば貧困との関連が強いといえ，このことからも日本でのマラリアの再流行の可能性は極めて低い，との結論が導き出される．

文献

1) 国立感染症研究所：特集マラリア．病原微生物検出情報（IASR），Vol.28, No.1：1-12, 2007.
2) 国立感染症研究所：特集マラリア．病原微生物検出情報（IASR），Vol.39, No.10：167-176, 2018.
3) 久枝　一：マラリア．人獣共通感染症　改訂3版，木村　哲・喜田　宏編，435-440，医薬ジャーナル社，2016.
4) Colón-González FJ, Sewe MO, Tompkins AM, Sjödin H, Casallas A, Rocklöv J, Caminade C, Lowe R：Projecting the risk of mosquito-borne diseases in a warmer and more populated world：a multi-model, multi-scenario intercomparison modelling study. Lancet Planet Health, 5(7)：e404-e414m, 2021.

（久枝　一）

第**4**章

依然として制圧が
困難な感染症

1

薬剤耐性菌感染症

静かなるパンデミックへの対応

| **1** | ## 薬剤耐性（AMR）対策の背景 |

　薬剤耐性菌が世界中に拡大し問題となっている．しかし AMR（antimicrobial resistance）の問題が大きくなる一方で，新規の抗微生物薬の開発は停滞している．このまま対策が行われなければ，2050 年には世界で毎年 AMR によって亡くなる人の数が年間 1,000 万人に達し，癌で年間に死亡する患者数をはるかに上回るとの試算がある．安全な医療環境を構築するためには，将来にわたって抗微生物薬を使用することができるようにしていく必要がある．そのためには今から AMR 対策を行っていく必要がある．

　2015 年 5 月の WHO 総会では，AMR に関するグローバル・アクションプランが採択され，加盟各国は 2 年以内に AMR に関する国家行動計画を策定することが求められた．わが国においては 2016 年 4 月に「薬剤耐性（AMR）対策アクションプラン」が発表された（表 4-1-1）．

| **2** | ## AMR に関する国民の知識・意識・行動 |

　薬剤耐性菌をコントロールするためには，国民に薬剤耐性の脅威を理解してもらい，国民の抗微生物薬との付き合い方を変えていくことが必要である．国民の薬剤耐性に関する意識に関し，わが国において 3,390 人を対象に行われた意識調査[1] によれば「風邪やインフルエンザに抗生物質は効果的だ」の設問に対して，「正しい」と回答したのは 40.6％であった．これは先行して行われた欧州連合の国々を対象とした 2016 年の調査（Special Eurobarometer 445）の値よりも低い数値であった[2]．筆者らがわが国で全国 721 人の男女を対象に行った「抗菌薬意

表 4-1-1　わが国の薬剤耐性（AMR）対策アクションプランでの 6 分野とその目標

分野	目標
1. 普及啓発・教育	薬剤耐性に関する知識や理解を深め，専門職等への教育・研修を推進
2. 動向調査・監視	薬剤耐性及び抗微生物薬の使用量を継続的に監視し，薬剤耐性の変化や拡大の予兆を的確に把握
3. 感染予防・管理	適切な感染予防・管理の実践により，薬剤耐性微生物の拡大を阻止
4. 抗微生物薬の適性使用	医療，畜水産等の分野における抗微生物薬の適正な使用を推進
5. 研究開発・創薬	薬剤耐性の研究や，薬剤耐性微生物に対する予防・診断・治療手段を確保するための研究開発を推進
6. 国際協力	国際的視野で多分野と協働し，薬剤耐性対策を推進

（厚生労働省：薬剤耐性（AMR）対策アクションプラン 2016-2020）

識調査 2018」では，多くの患者が抗菌薬と解熱薬などの症状を抑える薬や抗ウイルス薬などとの区別がついていないことがわかった．これらの調査結果は，国民の薬剤耐性に対する教育啓発が急務であることを示している．

3 ｜ 日本の抗菌薬治療の現状と課題

わが国では欧州や米国に比べ，特別に抗微生物薬の使用量が多いわけではない．ただし，内服薬の使用量が多い．この内服薬の中でも，いわゆる広域抗菌薬と呼ばれる，第 3 世代セファロスポリン系，マクロライド系，フルオロキノロン系の占める比率が高い．わが国では内服の広域抗菌薬の使用に問題がある．東らは 2005 年の 1 〜 3 月のレセプトデータを検証し，非細菌性上気道感染症の約 60％に抗菌薬が処方されていたと報告した．その処方内容は第 3 世代セファロスポリン薬（46％），マクロライド（27％），キノロン（16％）の順に多かった[3]．

4 厚生労働省「抗微生物薬適正使用の手引き」作成の背景と概要

そこでわが国ではまず外来におけるウイルス性上気道炎や感染性腸炎などの通常，抗菌薬治療を必要としない疾患への診療の適正化を推進していくこととなった．このためには公的なガイドラインに基づく適切な診療の推進が必要であり，2017（平成29）年度に厚生労働省によって「抗微生物薬適正使用の手引き」が取りまとめられた．

本手引きは，主に外来診療を行う医師向けに作成された．疾患としては急性気道感染症および急性下痢症を対象としている．対象としている患者は学童以上の，特に併存疾患のない患者である．5歳以下の小児および乳幼児では特殊な病態に配慮が必要であるため本手引きの対象外としている．また，併存疾患のある患者の診療など，専門家の判断が必要になるような難易度の高い事項は本手引きの対象外である．

急性気道感染症は，急性上気道感染症（急性上気道炎）および急性下気道感染症（急性気管支炎）を含む概念である．これに対して一般的には「風邪」などの言葉が用いられている．この中でも「風邪」は「急性上気道感染症」から，「急性下気道感染症」などのさまざまな意味で用いられている．しかも患者は急性の発熱や倦怠感，種々の体調不良を「風邪」と表現することが少なくない．よって患者が「風邪をひいた」といって受診する場合，想定すべき疾患の幅が極めて広いため，訴えの具体的な内容を把握することが重要である．

急性気道感染症において，抗菌薬が必要な症例と不必要な症例を見極めるために有用な分類として米国内科学会 による分類がある[4]．これは急性気道感染症を鼻症状（鼻汁，鼻閉），咽頭症状（咽頭痛），下気道症状（咳，痰）の3系統の症状によって，感冒（非特異的上気道炎，普通感冒），急性鼻副鼻腔炎，急性咽頭炎，急性気管支炎の4つの病型に分類するものである．本手引きでも，この分類を使用している（図4-1-1）．発熱の有無は問わず，鼻症状（鼻汁，鼻閉），咽頭症状（咽頭痛），下気道症状（咳，痰）の3系統の症状が「同時に」「同程度」存在する病

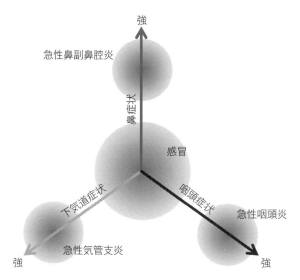

図 4-1-1　感冒，急性鼻副鼻腔炎，急性咽頭炎，急性気管支炎の 4 つの病型分類
（厚生労働省：抗微生物薬適正使用の手引き）

態を有するウイルス性の急性気道感染症が感冒である．

　感冒の自然経過においては，まず微熱や倦怠感，咽頭痛を生じ，続いて鼻汁や鼻閉，その後に咳や痰が出てくる．発症から 3 日目前後に症状のピークが訪れ，全体として発症から 7 〜 10 日間で軽快していく．ただし，感冒の場合に咳が 3 週間ほど続くことはあるので，留意しておく必要がある．

　本手引きでは，急性気道感染症のいずれの病態でも，基本的には合併症がない状況であれば抗微生物薬が必要ないことを推奨している．一方で，上記の自然経過から外れて症状が悪くなる場合や，いったん軽快傾向にあった症状が再増悪した場合には，合併症としての二次的な細菌感染症を考慮する必要があることも明記している．

5 　動向調査・監視：J-SIPHE の導入

　わが国の現在の AMR の状況を明確に示し，アクションプランの進捗を確実に測定するためには，適切な統計が必要である．また，今後は病院，診療所，高齢者施設や在宅医療など病院以外の医療の場でも AMR 対策を推進していく必要がある．そこで導入されたのが，病院から感染症のデータを集めるために作成されたプラットフォーム，Japan Surveillance for Infection Prevention and Healthcare Epidemiology（J-SIPHE）である（図 4-1-2）．

　J-SIPHE の特徴は各医療機関で院内感染対策上や抗菌薬適正使用上収集されているデータを集めて，対策にあたる担当者にとってみやすい形式で表示可能な点である．またこのデータを任意の医療機関グループ内で共有することができる．

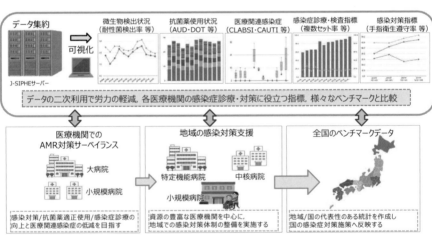

- 各参加施設がデータを登録すると，図表として閲覧することが可能となります．
- 登録データや図表化された還元情報は，地域ネットワークによる AMR 対策の推進にも利活用いただけます．

図 4-1-2　J-SIPHE 感染対策連携共通プラットフォーム

（https://j-siphe.ncgm.go.jp/files/J-SIPHE 概要説明 . pdf）

| **6** | **AMR アクションプランの進捗と課題　―抗菌薬使用量の動向―** |

AMR アクションプランでは数値目標が掲げられている（表 4-1-2）．その進捗と課題をみていく．

アクションプランでは 2013 年比で使用量を 2/3 以下にすることと定めている．医療分野における抗菌薬の販売量については中途での評価結果が出ている．抗菌薬の量は WHO の定めた体重 70 kg における 1 日使用量である Defined Daily Dose で補正し，1,000 人 /1 日あたりの販売量（DDD/1,000 inhabitant days = DID）で算出されている．合計の抗菌薬販売量は，2013 年 14.9 DID，2014 年 14.5 DID，2015 年 14.6 DID，2016 年 14.6 DID，2017 年 13.8 DID，2018 年 13.3 DID であり，2013 年比で 2018 年は 10.7％の減少を認めていた．しかし，この間で注射用抗菌薬の使用量はむしろ微増していた．

表 4-1-2　AMR アクションプランの数値目標

指標微生物の薬剤耐性率			
	指標	2014 年	2020 年（目標値）
医療分野	肺炎球菌のペニシリン非感受性率	47％	15％以下
	大腸菌のフルオロキノロン耐性率	36％	25％以下
	黄色ブドウ球菌のメチシリン耐性率	51％	20％以下
	緑膿菌のカルバペネム耐性率	20％	10％以下
	大腸菌・肺炎桿菌のカルバペネム耐性率	0.1 ～ 0.2％	0.2％以下（同水準）
畜産分野	大腸菌のテトラサイクリン耐性率	37％	33％以下
	大腸菌の第 3 世代セファロスポリン耐性率	5％	5％程度（G7 と同水準）
	大腸菌のフルオロキノロン耐性率	5％	5％程度（G7 と同水準）

抗微生物剤の使用量（人口千人あたりの 1 日抗菌薬使用量）		
指標	2013 年	2020 年（目標値）
全体	15.8	2/3 以下（2013 年比）
経口セファロスポリン，フルオロキノロン，マクロライド	11.6	半減（2013 年比）
静注抗菌薬使用量	1.2	20％減（2013 年比）

（厚生労働省：薬剤耐性（AMR）対策アクションプラン 2016-2020）

　アクションプランを進める中で，わが国の医療分野での抗菌薬の使用量が明らかになってきた．内服および点滴に抗菌薬の使用量の大きなピークは 0 ～ 9 歳の小児の領域と，70 歳以降の高齢者の領域にあるが，特徴的なのはもう 1 つ低めのピークが 30 ～ 34 歳代にあることである．この世代の人々は，抗菌薬を必要とするような疾患に罹患する可能性は低い．よってこの世代の人々が抗菌薬を必要とするような何らかの状況があることがわかる．また点滴用の抗菌薬の使用量は特徴的な背景を示している．点滴用の抗菌薬の使用量は 85 歳以上の世代で最も多い．これはこの世代が感染症に罹患した場合には入院する頻度が高く，そこで静注抗菌薬で治療されるためと考えられている．

　抗菌薬の販売量全体が 5 年計画のアクションプランの 3 年目が終了した時点で 10.7％減少していたことはおおむね良い傾向であると考えられるが，注射用抗菌薬の使用量はむしろ微増していたことについては，その要因について十分な検討が必要である．抗菌薬適正使用を推進すれば医療機関での抗菌薬使用量がむしろ増加することをときに経験する．これは用法・用量を適正化することなどがその原因であると考えられる．また注射用抗菌薬は主に入院患者に用いられるが，入院患者における抗菌薬適正使用の推進は，入院患者の多様性もあって現実には難しい点も存在する．例えば内服抗菌薬の使用量の減少は，「本来不要な抗菌薬投与をなくしていく」という明快な戦略で推進可能である．しかし入院患者においては患者の多様性もあり，不要な抗菌薬投与を見いだしていくことは簡単ではない．

　今後は，「適正化」の内容を定めた上で，抗菌薬適正使用プログラムの問いかけの対象を明らかにし，具体的な対策を行うことが必要である．また評価指標についても，引き続き使用量を指標に用いるのか，あるいは別の指標を用いるのかなどについて検討が必要である．

7 ｜ AMR アクションプランの進捗と課題　―耐性菌の動向―

耐性菌の動向については，「薬剤耐性ワンヘルス動向調査年次報告書 2018」で

は「近年，世界各国で，ヒト分野においては，腸内細菌科細菌，特に，大腸菌と肺炎桿菌でカルバペネムへの耐性率の増加が問題となっているが，わが国ではこれらの耐性率は1％未満で推移していた．腸球菌属では，国際的にはバンコマイシン耐性の増加が問題となっているが，わが国ではこの耐性が1％以下と低いレベルで推移していた．肺炎球菌のペニシリン耐性率（非感性率）も近年減少傾向であった．緑膿菌のカルバペネム耐性は2014年に判定基準が変更されているが，耐性率としては減少傾向であった」とある一方で，「日本では大腸菌における第3世代セファロスポリン系薬およびフルオロキノロン系薬への耐性率は増加傾向であった．また，メチシリン耐性黄色ブドウ球菌（MRSA）の割合は近年減少傾向にあるものの，いまだに高い水準であった」と報告されている．またヒトと動物における大腸菌（*Escherichia coli*）のフルオロキノロン耐性率の推移（％）をそれぞれヒトの医療分野のサーベイランスであるJANISと，家畜分野での薬剤耐性菌の全国的なモニタリングである，動物由来薬剤耐性菌モニタリングJapanese Veterinary Antimicrobial Resistance Monitoring System（JVARM）のデータ間で比較すると，家畜領域での大腸菌のフルオロキノロン耐性は2011～2015年の間で低いレベルで抑えられているのにもかかわらず，ヒトの医療領域のデータでは年々増加傾向にあることがわかっている（図4-1-3）．

ヒトの領域と家畜の領域間で耐性菌の行き来がある可能性については議論がなされてきているが[5]，家畜の領域と比較してヒトの医療領域のデータでは年々増加傾向にあることからは，ヒトの領域に固有の問題があり，それがまだ解決されていないことを示唆している．

また，特にヒトの領域では，大腸菌における第3世代セファロスポリン系薬およびフルオロキノロン系薬への耐性率が増加傾向であることと，メチシリン耐性黄色ブドウ球菌（MRSA）の割合がいまだに高い水準であることが大きな問題となっている．これは単に抗菌薬の不必要な使用を減らしていくだけでは解決できない問題である可能性がある．本件については，この状況を説明するためのさらなる疫学研究が必要であり，その結果に基づいた介入が必要であると考えられる．

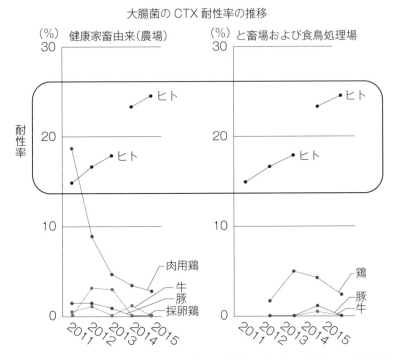

図 4-1-3　大腸菌のフルオロキノロン耐性率の推移（％）［ヒト耐性率・動物耐性率］
JANIS データと JVARM データの比較

（厚生労働省：薬剤耐性ワンヘルス動向調査年次報告書 2018）

　わが国では 2016 年 4 月提示された「薬剤耐性（AMR）対策アクションプラン」については，その目標値が高いだけでなく，示された指針がこれまでの医療のあり方を大きく変えるものであったこともあり，大いに議論を呼んだ．

　すでに施行後 5 年が経過した中で，着実に成果のみえている領域がある一方で，大腸菌のフルオロキノロン耐性や第 3 世代セファロスポリン系薬剤耐性など，なかなかに改善のない問題があることもわかってきた．これらの問題の解決には，医療分野からだけの対策では不十分であり，まずはワンヘルスの観点から問題の構造を明らかにした上で，効果的な対策を打っていく必要がある．

　また耐性菌の問題は突き詰めていけば医療制度・医療体制そのものの問題であ

るF理解されてきている．今後は，耐性菌の問題を単に狭い感染症領域の問題としてだけでなく，医療全体の問題，ひいては社会全体の問題として扱っていくべきであろう．

文 献

1) Kamata K, Tokuda Y, Gu Y, et al. : Public knowledge and perception about antimicrobials and antimicrobial resistance in Japan : A national questionnaire survey in 2017. PLoS One, 13(11) : e0207017, 2018.
2) European Commission : Special Eurobarometer 445 Report Antimicrobial Resistance, 2016. (https://europa.eu/eurobarometer/surveys/detail/2107)
3) Higashi T, Fukuhara S : Antibiotic prescriptions for upper respiratory tract infection in Japan. Intern Med, 48(16) : 1369-1375, 2009.
4) Harris AM, Hicks LA, Qaseem A : Appropriate Antibiotic Use for Acute Respiratory Tract Infection in Adults : Advice for High-Value Care From the American College of Physicians and the Centers for Disease Control and Prevention. Ann Intern Med, 164(6) : 425-434, 2016.
5) 鈴木里和：わが国における薬剤耐性菌の現状と今後の展望．日本食品微生物学会雑誌, Vol.35, No.2 : 69-80, 2018.

（大曲貴夫）

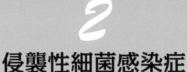

侵襲性細菌感染症

疫学とワクチン予防

1 | 原因菌および臨床上の基本事項

1 | 原因菌と疾病，感染症法上の位置付け

　肺炎球菌およびインフルエンザ菌は主要な呼吸器病原性菌であり，乳幼児の鼻咽腔に高頻度に保菌されている．肺炎球菌およびインフルエンザ菌は小児および成人に菌血症を伴わない肺炎，中耳炎等の非侵襲性感染症や菌血症を伴う肺炎や髄膜炎等の侵襲性肺炎球菌感染症 invasive pneumococcal disease（IPD）あるいは侵襲性インフルエンザ菌感染症 invasive *Haemophilus influenzae* disease（IHD）を起こす．

　髄膜炎菌 *Neisseria meningitidis* はグラム陰性双球菌で，低頻度（0.4 ～ 0.8%）ではあるが健常者の鼻咽頭に保菌され，保菌者や患者から飛沫感染で伝播する．特に，同居生活や，大人数が集まる場所（寮，イベントなど）等の濃厚な接触が感染伝播のリスクを高める．平均潜伏期間は 4 日（最大 2 ～ 10 日まで）とされている．小児，思春期，成人に幅広く髄膜炎菌感染症（非侵襲性，侵襲性）を発症する．侵襲性髄膜炎菌感染症 invasive meningococcal disease（IMD）では急性劇症型の Waterhouse-Friderichsen 症候群が知られており，疾患としてのインパクトは大きい．

　わが国において IPD，IHD および IMD の 3 つの侵襲性感染症は 2013 年 4 月から感染症法上の五類感染症として，全数把握疾患となった．このため，各疾患を診断したすべての医師は感染症発生動向調査 National Epidemiological Surveillance of Infectious Diseases（NESID）に届出が必要となっている．

2 原因菌とワクチン・予防接種制度

　肺炎球菌の菌表層は莢膜ポリサッカライド（CPS）により覆われており，この CPS によって 100 種類以上の血清型が存在する．肺炎球菌ワクチンは CPS をワクチン抗原としており，複数の血清型を含む多価ワクチンである．ワクチン接種により誘導される血清型特異的な抗体産生は補体依存性のオプソニン活性を発揮する．10 価 /13 価結合型肺炎球菌ワクチン（PCV10/PCV13）が小児予防接種プログラムとして 140 カ国以上に導入され，小児の重症な肺炎，菌血症，髄膜炎等の IPD が劇的に減少し，直接的効果が明確になっている．また，成人にも間接的効果をもたらしている．高齢者には多くの国で 23 価莢膜ポリサッカライドワクチン（PPSV23）が推奨されている．

　インフルエンザ菌には莢膜保有株と非保有株がある．莢膜保有株は莢膜抗原により a 〜 f の血清型，莢膜非保有株は nontypeable（NTHi）に分類される．莢膜型 type b（Hib）は小児の髄膜炎を含む IHD の原因であった．このため，Hib の莢膜の poly-ribose-ribitol-phosphate（PRP）をワクチン抗原とする Hib ワクチンが開発され，小児 Hib 感染症の予防が可能になった．髄膜炎菌は莢膜多糖体により 12 の血清群に分類され，うち主に 6 血清群（A，B，C，X，Y，W）が IMD を起こす．

　わが国では，2010 年 11 月に 5 歳未満の小児に対して結合型肺炎球菌ワクチン（PCV7）および小児結合型インフルエンザ菌 b 型（Hib）ワクチンの接種が公費助成となり，2013 年 4 月に定期接種化された．また，同年 11 月には定期接種ワクチンは PCV13 に置き換わった．また，2014 年 10 月には 65 歳以上に対して PPSV23 が定期接種となった．小児や成人に PCV13，PPSV23 等の肺炎球菌ワクチンを接種することで，血清型特異的な予防効果が期待できる．このため，ワクチン接種の効果を評価するためには IPD の患者発生動向に加えて原因菌の血清型サーベイランスが必要となっている．髄膜炎菌に対しては，国内では 4 価の結合型髄膜炎菌ワクチン（A/C/Y/W 群）が 2015 年に薬事承認され，接種が可能になっている．このように，IPD，IHD，IMD はワクチンで予防できる疾病

（vaccine-preventive disease）として位置付けられる.

2 ┃ 現在の発生状況と問題点

1 ┃ 侵襲性肺炎球菌感染症（IPD）

　2017 〜 2019 年の NESID では IPD は毎年約 3,000 例が報告された. IPD の罹患率（人口 10 万あたり症例数）は 5 歳未満で 9.43 〜 11.05, 65 歳以上では 5.37 〜 5.59 となっている（国立感染症研究所感染症疫学センター：侵襲性肺炎球菌感染症の届出状況, 2014 年第 1 週〜 2021 年第 35 週. 2021）. 10 道県における小児 IPD サーベイランス（AMED 研究班）において, PCV7 導入前後の罹患率が評価された[1]. 2008 〜 2010 年の小児 PCV7 導入前の 5 歳未満の罹患率の平均は 25.0 から 2012 年には 54％減少した. また, 髄膜炎の罹患率は PCV7 導入前と比較して 2012 年には 71％減少した. 小児の PCV7 血清型の IPD 罹患率は 97％減少した一方で, 非 PCV7 血清型による IPD が増加したため, 小児の IPD の罹患率は 57％の減少となった. 一方, 10 道県における成人 IPD サーベイランス（厚生労働省研究班）において, IPD 罹患率は 2017 〜 2019 年には大きな変化はなかったが, 2020 年に約 50％, 2021 年には約 80％と大きく減少した. この所見は COVID-19 に対する飛沫感染対策の影響と考えられた.

2 ┃ 侵襲性インフルエンザ菌感染症（IHD）

　2018 〜 2019 年に NESID に報告された IHD の報告数は年間約 500 例となっている. IHD の人口 10 万あたり報告数（罹患率）は 5 歳未満で 0.97 〜 1.22, 65 歳以上では 0.99 〜 1.04 となっている. また, 2020 年 3 月以降には IHD 症例の届出数は大きく減少し, COVID-19 流行の影響と考えられる.

　わが国では小児の Hib ワクチンが 2010 年に導入され, 小児 IHD サーベイラン

ス（AMED 研究班）において，2011 年以来小児 Hib 感染症が劇的に減少したことが報告されている[2]．2013 〜 2017 年の小児 IHD 患者の原因菌の大半は NTHi であった．成人 IHD サーベイランス（厚労省研究班）において，2018 年の IHD の罹患率（人口 10 万あたり症例数）は 15 〜 64 歳，65 歳以上では 0.12，0.88 であり，米国 2015 年の罹患率と比較すると（18 〜 64 歳，65 歳では 2.9，6.3），かなり低いことがわかる．

3 | 侵襲性髄膜炎菌感染症（IMD）

1999 年から髄膜炎菌性髄膜炎が届出疾患になり，2013 年以降は菌血症を含む IMD が届出対象となった．1999 〜 2014 年までで 59 例が届けられ，患者の年齢中央値は 56 歳（範囲：0 〜 93 歳），致命率は 19％と報告されている[3]．2014 年の IMD の罹患率（/100,000 人）は 0.028 であった．わが国の IMD の罹患率は，他の先進国と比較して，5 〜 40 倍低いことが明らかになっている．2014 〜 2019 年は，毎年 30 〜 40 例が NESID に届出された．

2017 年からは，国内すべての都道府県，全年齢の患者を対象として，IMD サーベイランス（厚労省研究班）を実施している．研究班では 2017 〜 2021 年の期間に 94 例が登録されている．IPD，IHD と同様に，IMD 症例の届出数は 2020 年に 6 例，2021 年に 1 例と極端に減少している．2017 年以降の IMD 症例のうち原因菌を回収できた 74 株（79％）中，血清群 Y 群（n = 42）が 57％，次いで B 群（n = 23）が 31％，W 群（n = 4）が 5％，C 群（n = 3）が 4％の順であった．現在使用できる結合型髄膜炎菌ワクチンには B 群は含まれていないため，わが国でも B 群に対するワクチンの薬事承認が喫緊の課題である．

3 | 研究成果

Broome 法を用いて PPSV23 接種の成人 IPD 発症予防効果の推定値を報告し

た[4]．解析の結果，PPSV23血清型によるIPDに対する予防効果は42.2％であり，PPSV23-非PCV13血清型（10A，12F，22F等）に対する効果は44.5％であった（表4-2-1）．特に，19A，12F，10Aに対する効果は約70％と高い効果を示した．年代別解析では65歳以上では39.2％，20～64歳では59％であり，若い世代では有効性が高かった．

　成人の肺炎球菌性髄膜炎の発症リスクについて解析から，機能的・解剖学的無脾症，血清型10Aおよび23Aが有意に相関することが明らかになった（表4-2-2）[5]．この解析では，髄膜炎患者の致命率は非髄膜炎患者より有意に低いことも明らかになった．

　10道県における2013～2019年の成人IPDサーベイランス（厚労省研究班）において，小児のPCV7およびPCV13導入前後のIPD原因菌の血清型の割合が評価された．総数1,995例のIPD症例のうち，15～64歳のIPD症例数は613例（30.7％）であった（Tamura K, et al.：Vaccine, 40(24)：3338-3344, 2022）．全年齢でPCV13-非PCV7血清型の割合の有意な減少が認められ，小児PCV13導入による間接効果が示唆された．また，65歳以上では非ワクチン血清型の割合の有意な増加を認めた．

　2014～2018年の成人IHDサーベイランス（厚労省研究班）において，200例

表4-2-1　成人IPDに対する5年以内のPPSV23接種の効果（血清型別, 年齢階層別）

項目	症例数	対照症例数	調整ワクチン効果, %（95% CI）
PPSV23血清型	746	375	42.2（13.4-61.4）
PPSV23, non-PCV13血清型	354	375	44.5（9.6-65.9）
Serotype 3	152	375	34.1（−34.4-67.7）
Serotype 19A	111	375	70.3（13.3-89.8）
Serotype 12F	99	375	70.8（1.0-91.4）
Serotype 22F	83	375	22.7（−88.8-68.4）
Serotype 10A	80	375	73.6（5.9-92.6）
年齢グループ，20～64歳	245	119	59.0（17.9-79.6）
65歳以上	501	256	39.2（2.0-62.2）

＊PPSV23：23価肺炎球菌莢膜ポリサッカライドワクチン　　　　　　（文献2）より筆者改変）

表4-2-2 肺炎球菌性髄膜炎の臨床的特徴

	症例数 (%)			単変量解析		多変量解析	
	IPD全体 (n = 1,480)	髄膜炎 (n = 222)	非髄膜炎 (n = 1,258)	aOR (95% CI)	p-value	aOR (95% CI)	p-value
年齢中央値 (range)	71 (15-103)	66 (15-100)	72 (16-103)			—	< 0.001
65歳以上	1,013 (68.4%)	124 (55.9%)	889 (70.7%)	0.53 (0.39-0.70)	< 0.001	0.59 (0.44-0.81)	< 0.001
機能的・解剖的無脾症	59 (4.1%)	21 (9.5%)	38 (3.0%)	3.35 (1.93-5.83)	< 0.001	2.29 (1.27-4.14)	0.006
血清型							
3	187 (12.6)	18 (8.1)	169 (13.4)	0.57 (0.34-0.95)	0.03	0.77 (0.46-1.31)	0.334
19A	138 (9.3)	4 (1.8)	134 (10.7)	0.15 (0.06-0.42)	< 0.001	0.20 (0.07-0.56)	0.002
10A	112 (7.6)	39 (17.6)	73 (5.8)			3.26 (2.10-5.06)	< 0.001
23A	97 (6.6)	37 (16.7)	60 (4.8)			3.91 (2.47-6.19)	< 0.001

(文献5) より筆者改変

のIHD症例の臨床細菌学的解析を行い，症例の年齢中央値は77歳，74％が65歳以上であった．IHD症例の大半は肺炎（65.5％）であり，菌血症（23％），その他（肺炎・髄膜炎以外の疾患16％），髄膜炎（4.0％）の順であった．髄膜炎は比較的まれな病型であった．全症例における致命率は21％で，65歳以上では26％とより高かった．原因菌の95％はNTHiで5％はb，e，f型の莢膜型であった．

4 公衆衛生的対応として強調したい点

2013年以降に国内で小児〜成人のIPD，IHD，IMDのNESIDだけでなく，原因菌の莢膜血清型（血清群）サーベイランス体制を立ち上げ，多くの知見がワクチン行政，医療従事者の診療に有効活用されている．しかしながら，2020年から発生したCOVID-19の流行後に各疾患の罹患率の低下が顕著となり，またサーベイランス体制の維持が困難となっている．COVID-19対策の継続に加えて，この侵襲性細菌感染症のサーベイランス体制の維持が重要になっていることを強調したい．

文献

1) Suga S, et al. : Nationwide population-based surveillance of invasive pneumococcal disease in Japanese children : effects of the seven-valent pneumococcal conjugate vaccine. Vaccine, 33(45) : 6054-6060, 2015.
2) Suga S, et al. : A nationwide population-based surveillance of invasive *Haemophilus influenzae* diseases in children after the introduction of the *Haemophilus influenzae* type b vaccine in Japan. Vaccine, 36(38) : 5678-5684, 2018.
3) Fukusumi M, et al. : National surveillance for meningococcal disease in Japan, 1999-2014. Vaccine, 34(34) : 4068-4071, 2016.
4) Shimbashi R, et al. : Effectiveness of 23-valent Pneumococcal Polysaccharide Vaccine against Invasive Pneumococcal Diseases in Adults, Japan, 2013-2017. Emerg Infect Dis, 26 (10) : 2378-2386, 2020.
5) Chang B, et al. : Pneumococcal Meningitis in Adults in 2014-2018 after Introduction of Pediatric 13-valent Pneumococcal Conjugate Vaccine in Japan. Sci Rep, 12(1) : 3066, 2022.

（大石和徳）

ヒトパピローマウイルス（HPV）感染症

HPV ワクチンの安全性について

　子宮頸癌発症の成因は性交渉によりヒトパピローマウイルス（HPV）が子宮頸部粘膜へ感染することである．この発癌性ウイルスの感染予防目的に子宮頸癌ワクチン[1] が開発され，思春期の女性を対象に子宮頸癌ワクチンの接種が推奨されている．このワクチン政策の原則は国際的に広く受け入れられているが，本ワクチンの接種を受けた女性の一部が手足の疼痛・振るえ，長期間持続する全身倦怠感，頭痛などの多彩な症状を患っている．こうした症状と子宮頸癌ワクチン接種との直接的な因果関係は証明されていないが，症状発現の時間的経緯から子宮頸癌ワクチンの副反応が疑われている．また子宮頸癌ワクチンの疑われる副反応は当初，わが国だけで注目されていたが，現在は世界の複数の国々で同様な事象が起こっている．そこで本項では子宮頸癌ワクチン接種後との関連が疑われる症状について，過去8年の筆者の診療実績を基に，現時点までに判明していることの概要を述べる．

1 ヒトパピローマウイルス

　ヒトパピローマウイルス human papilloma virus（HPV）はパピローマ科に属するウイルスであり，百数十種類の存在が知られている．papilloma（乳頭腫または疣）を形成することが名前の由来であり，女性の子宮頸癌，腟癌，肛門癌，男性の陰茎における尖圭コンジローマの発生に関与している．この中で持続感染を生じて子宮頸癌を引き起こすリスクが高いのは type 16 と 18 でありそれぞれ子宮頸癌の 20％と 50％の発生に関与していると推測されている．HPV ワクチンは HPV の主要構成成分である L1 capsid を標的に作成された．

2　子宮頸癌ワクチンに関する経時的な動き

　本ワクチンは海外での発売に次いで，日本では 2009 年に 2 価のサーバリック
ス®（Cerverix-GSK）が，2011 年に 4 価のガーダシル®（Gardasil-CSL/Merck）
が承認された．わが国では 2010 年より子宮頸癌等ワクチン接種緊急促進事業と
して実施され，東京都杉並区を代表とする複数の自治体は独自で本ワクチンの接
種費用を補助してきた．2013 年 4 月から国の予防接種法の改正に伴い，小学 6
年生から高校 1 年生女子を対象に子宮頸癌ワクチンの無料での定期接種が開始さ
れた．その前後から本ワクチン接種後の女性が奇異な症状に悩まされている実情
が報道されるようになった．具体的には手足の難治性疼痛と振るえのために歩行
ができない，その結果，不登校になったなどの事例である．特に中高生の女子学
生が手足の発作性の激痛のため，四肢を振るわせて泣き叫ぶ姿がテレビで繰り返
し報道され，これは国民に衝撃を与えた．2013 年 3 月の時点で全国の医療機関
から厚生労働省へ副反応ありとして報告された事例は 1,196 人，このうち重篤と
判断されたのは 106 人であった．この間のワクチン接種回数は 865 万回（推定接
種者 328 万人）であり，副反応の発生率は 1 回接種あたり 0.01％と決して高いわ
けではなかったが，従来経験のない事態に報道の加熱ぶりが加わり，この子宮頸
癌ワクチンの副反応は社会問題となった．厚生労働省は急遽専門家からなる検討
部会（厚生科学審議会予防接種・ワクチン分科会副反応検討部会）を組織して，
同省へ寄せられた症例を検討した結果，これは看過できない事態であるとの認識
に至り，同省は 2013 年 6 月，子宮頸癌ワクチンの勧奨を中止した．同時に厚生
労働省は子宮頸癌ワクチン接種後の四肢の慢性疼痛の実態調査と成因解明のため
の研究班を立ち上げた．筆者は子宮頸癌ワクチン接種後の病態に関する一つの研
究班の統括責任者を依頼され，以後は本件に関わるようになった．わが国におけ
る子宮頸癌ワクチンをめぐる主な動きを表 4-3-1 にまとめた．

表 4-3-1　子宮頸癌ワクチンをめぐる主な動き

2009 年 10 月	グラクソ・スミスクライン社の「サーバリックス®」を承認
2010 年 11 月	緊急促進事業で本ワクチン接種の公費助成が始まる
2011 年 7 月	MSD 社の「ガーダシル®」を承認
2013 年 3 月	健康被害を訴える少女の保護者らが被害者連絡会を結成
4 月	小 6 〜高 1 の少女を対象に定期接種を開始
6 月	積極的な勧奨を中止
2014 年 1 月	厚労省の専門家会議が接種後に報告された症状は「心身の反応」との見解をまとめる
8 月	厚労省が医療機関と製薬会社を通じて健康被害を訴える女性の追跡調査を表明
2015 年 3 月	被害者連絡会が国と製薬会社に被害者の救済などを求める要望書を提出
9 月	厚労省が，186 人が未回収との追跡調査結果を公表，健康被害を訴える女性の救済拡充
2016 年 1 月	厚労省が，症状と本ワクチン接種との関係を調べる疫学調査を開始
2016 年 7 月	健康被害を訴える女性 63 人が，国と製薬会社を相手に提訴
2022 年 4 月	積極的な勧奨を再開

3 ｜ 臨床像

　筆者らは 2013 年 6 月から子宮頸癌ワクチン接種後副反応が疑われる女性の診察を開始し，翌年の 2014 年には 44 人の臨床像の概略を報告[2]した．次いで 2017 年 1 月には“子宮頸癌ワクチン接種後副反応の診断ガイドライン”を表 4-3-2 のように作成[3]した．この際に国内の他施設から子宮頸癌ワクチン接種後副反応に関して報告された類似な内容を参照とした．こうした経緯から 2013 年 6 月〜 2021 年 3 月末までに子宮頸癌ワクチン接種後副反応の疑いで当方を受診した女性 200 人の中で，子宮頸癌ワクチン接種後の副反応と診断した女性は 87 人（全体の 43.5％）であり，これら女性の所見[4]を基に以下の臨床像を述べる．

表 4-3-2　子宮頸癌ワクチン接種後症候群の診断ガイドライン

平成 27 年 5 月作成，平成 29 年 1 月改訂

Ⅰ．前提条件
  1．HPV ワクチン接種の既往
  2．HPV ワクチン接種前，身体的・精神的に明らかな異常がなかった
  3．HPV ワクチン接種後の症状発現

Ⅱ．主症状
  1．異様な倦怠感（4 週間以上持続する）
  2．慢性頭痛，特に起立時に増悪する
  3．広範な痛み（移動性の関節痛，四肢の痛み，筋痛）
  4．四肢の振え（振戦様もしくはミオクローヌス様）
  5．自律神経障害（立ちくらみ，体位変換性頻脈，消化管運動異常）
  6．運動障害（突発性の脱力，四肢の麻痺，歩行障害）
  7．感覚障害（四肢の冷感，異常感覚，羞明）
  8．睡眠障害（過眠，不眠）
  9．学習障害（記銘力障害，集中力低下，長文の読解不能）
 10．月経障害（無月経，過多月経）

Ⅲ．客観的所見
  1．低血圧
  2．起立試験での起立性低血圧もしくは体位性頻脈症候群
  3．皮膚温低下
  4．指尖容積脈波の平坦化
  5．高次脳機能検査の異常
  6．脳 SPECT での血流低下

Ⅳ．除外項目
  1．一般的血液検査の異常
  2．他疾患の診断基準を満たす（若年性関節リウマチ，てんかん，自閉症スペクトラム症など）
  3．30 歳以降での HPV ワクチン接種

判定
  確実：Ⅰ（1+2+3）＋Ⅱ（5 項目以上）＋Ⅲ（3 項目以上）＋（Ⅳは 0 項目）
  疑い：Ⅰ（1+2+3）＋Ⅱ（5 項目以上）＋（Ⅳは 0 項目）

1 発症年齢，潜伏期間

　初回接種年齢は 11 〜 19 歳（平均は 13.5 ± 1.5 歳），症状の発現年齢は 12 〜 20 歳（平均 14.3 ± 1.6 歳），初回接種から症状発現までの期間は 1 〜 1,532 日（平均 319.7 ± 349.3 日），症状発現から当方を受診するまでの期間は 0 〜 63 カ月（平均 28.0 ± 15.7 カ月）であった．接種ワクチンの種類は約 2/3 がサーバリックス®，約 1/3 がガーダシル®であり，症状の発現は 1 回目接種後が 16.7％，2 回目後が 29.2％，3 回目後が 54.1％であった．

2 臨床症状と症候

　主な症状とその発現頻度を表 4-3-3 に示す．全身倦怠感と頭痛は午前中に目立ち，その症状を訴える女性の大半が起床困難を伴っていたため，小児の起立性調節障害の診断基準に照らし合わせてみたところほぼ合致した．そこで被検者に起立試験（Schellong 試験）と同時に血漿中ノルアドレナリン濃度の測定を施行したところ，67％に異常が検出された．起立性調節障害は起立性低血圧 orthostatic hypotension（OH）と 体 位 性 頻 脈 症 候 群 postural orthostatic tachycardia

表 4-3-3　子宮頸癌ワクチン接種後の副反応症状とその発現頻度

症状	頻度（％）
全身倦怠感	83.9
ひどい頭痛	82.8
広範な疼痛	81.6
自律神経障害	81.6
運動障害	64.4
異常感覚	59.8
学習障害	59.8
睡眠障害	50.6
生理異常	50.6
手足の振るえ	47.1

syndrome（POTS）に大別される．今回の検索では，本症状を有する女性において OH と POTS の頻度はほぼ同数であった．四肢の疼痛を訴える女性の多くで，痛みは手首，肩，膝，足首の関節部位を中心とする移動性の性状であった．このため痛みの原因として関節炎を疑って精査したが，痛みを訴える関節には発赤，腫脹，圧痛などの局所炎症所見はなく，さらに血清 CRP の上昇ならびに MRI 所見での関節液貯留も欠いていた．したがって，この疼痛は後述する CRPS に起因する神経障害性疼痛と考えられた．疼痛は体幹に出現することもあり，訴えは「発作性の胸痛」であり，この胸痛のため呼吸困難をきたして救急外来を受診する場合もあった．胸痛の分布は肋間神経の走行に一致しており，背部痛は肋間神経根の障害，前胸部痛は同神経の終末部の障害で説明できる．手足の振るえは個々の運動が不規則なため，表面筋電図の解析などを踏まえてミオクローヌスに分類され，両上肢の水平挙上などの動作で増強した．特に激しい例は臥床状態で“魚が飛び跳ねるような状態”を呈していた．一方，四肢の疼痛を訴えている女性では足の皮膚が白蠟化して見え，触診すると手足が非常に冷たいという印象を得たため，手指と足趾の皮膚温の測定を行ったところ，37.5％の女性で皮膚温の低下が検出された．この異常は手指より足趾で圧倒的に多く見いだされ，夏場でも典型例は 22 ～ 23℃を呈した．上記以外に歩行障害として片麻痺，対麻痺の様式を示す例が少数いたが，これらの女性では四肢の筋緊張亢進はなく，深部健反射の異常もなかった．また自覚症状として手足の冷感・疼痛の訴えがあったが，同部位を含めて，他覚的な感覚障害はみられなかった．

　脳障害は手足の症状より遅れて出現する傾向にあり，その主体は学習障害と睡眠異常であった．前者は「授業中，先生が話している内容が頭に入らない」「2つ以上の課題を示された場合わからない」「教科書の長文が理解できない」などであり，高校生でありながら幼児向けの本しか判読できない女性もいた．こうした結果として学業成績が急激に低下していた．また過剰睡眠の訴えも多く，母親は「身体を揺すって起こそうとしても目覚めず，死んだような状態で昼頃まで眠っている」との説明が多く，睡眠日誌の記録からは 1 日 20 時間以上眠っていることもまれではなかった．こうした脳障害が出現した女性は学校の欠席が目立つよ

うになり，最終的には休学となった女性も一定数いた.

　症候学的に特記すべき事項は一見して無気力感が漂っていること，また腕神経叢，腋窩神経，肋間神経，坐骨神経，膝窩神経に沿った圧痛がみられたことである.

4 病　態

1 四肢の異常

　本病態を皮膚の血管運動反射の異常と捉え，手指と足趾において指尖容積脈波を記録したところ，同波形は末梢性平坦波のパターンを呈することが多かったが，血管拡張薬であるプロスタグランジンE1（PGE1）を点滴するとこの脈波は正常パターンに戻り，罹患女性の皮膚温も上昇して[2]，四肢の疼痛が軽減した. そこで皮内末梢神経の形態観察を目的として，3女性において指尖容積脈波を測定した部位の皮膚生検を行い，皮内神経を光学顕微鏡と電子顕微鏡で観察した. その結果，症状が顕著であった2女性では，皮内神経の個々の神経束において内膜浮腫の所見がみられた. また超微形態学的には無髄神経線維の減少と残存無髄神経に変性像がみられた[2]. こうした結果を基に，われわれは末梢性の交感神経障害が高度な起立性調節障害の症状である頭痛，全身倦怠感や四肢の慢性疼痛の主な原因であろうと考えている.

　四肢の慢性疼痛に関してはCRPSの範疇に入ると考える. CRPS（complex regional pain syndrome）はallodyniaと呼ばれる痛覚過敏，浮腫・チアノーゼなどの血管運動反射の異常ならびに運動障害を伴う四肢の慢性疼痛の一種である. 症状は思春期前後の女性に好発して，罹患肢は上肢より下肢が優位である. われわれが2014年の時点でCRPSと診断した女性は18人であった. CRPSにおける四肢の冷感は脱交感神経障害による血管攣縮（vasospasm due to sympathetic denervation supersensitivity）が原因と考えられている. またCRPSは痛みと同

時に罹患肢の麻痺，振戦またはミオクローヌス様の不随意運動，ジストニア様の姿勢異常を伴うことが知られている．筆者らが診察した女性においても手足の振るえの病歴が高頻度に聴取されたが，実際にその所見が確認できたのは少数であった．すなわち，この不随意運動は病初期に一過性に出現するのみであり，振るえのために長期にわたって四肢の運動障害が生じることはない．不随意運動の発生機序としては，脱交感神経状態により末梢から脊髄・脳への刺激入力が亢進していること，末梢のカテコールアミン受容体が過敏に反応していることなどが推測されている．

　一方，片麻痺，対麻痺，四肢麻痺などの運動障害に関しては，その発現が脳，脊髄，末梢神経のいずれの部位の障害に起因するのか，従来の神経症候学的，電気生理学的，神経画像学的検索では明らかにすることができなかった．一方，こうした女性の症状の回復過程の観察から，麻痺の発現には心因的な修飾がある可能性も考えられた．

2 ｜ 脳障害

　学習障害・記銘力障害を訴えている女性に対して MMSE などの簡便な認知機能検査を施行しても異常はみられない．しかし高次脳機能検査（WAIS-III），前頭葉機能検査（TMT）などでは，動作性 IQ，知覚統合 IQ，事象の処理速度低下などの機能が低下していることが判明した[3]．また脳の画像検査では，CT/MRI は正常であったが，脳血流検査（SPECT）では脳の広汎な領域の血流低下を示す女性が多く見いだされ[3]，記銘力低下を十分説明できる所見であった．

3 ｜ POTS，CRPS，慢性疲労症候群の相互関連

　POTS は体位変換により動悸，めまいなどを生じるため，罹患者は夜間，床に入るのを嫌がり，不眠・精神不安定状態に陥りやすい．CRPS は四肢の疼痛，冷感，運動障害が長期間にわたって持続する病態であり，かつ効果的な治療法がないた

め，罹患者は疲弊して精神的に落ち込む．さらにこうした状態が顕著な女性においては，高次脳機能障害または認知機能低下が存在するように見受けられる．

上記の状態を有する女性では"筋痛性脳脊髄炎 myalgic encephalomyelitis（ME）/ 慢性疲労症候群 chronic fatigue syndrome（CFS）"との異同が問題となる．本症候群には長期にわたる疲労感，短期記憶障害または集中力低下，難治性頭痛，睡眠障害，筋肉痛，腫脹や発赤を伴わない多発関節痛などの診断項目が含まれており，子宮頸癌ワクチン接種後の副反応症状と多くの部分で重複する．子宮頸癌ワクチン接種後の副反応が長期にわたって持続する女性における脳障害の発現機序に関しては，当初，中枢神経系を標的とする自己抗体の存在が想定された．しかしそうした脳特異抗体は検索した限り見いだすことができなかった．一方，脳のCT/MRI所見からは脳の破壊性病変は否定的であり，SPECT画像からは前頭・側頭葉を中心とする脳の一部が機能していないことが考えられた．近年，ME/CFS患者の脳障害の発現機序として"brain fog"と呼ばれる病態が注目されている．慢性の疲労感，脱力感などの結果，脳に霧がかかったような働かない状態に陥っていると解釈でき，脳障害は身体症状により二次的に誘発されると考えるのが現時点では妥当である．

以上より子宮頸癌ワクチン接種後の多彩な副反応症状（図4-3-1）はPOTSとCRPSの組み合わせに加えて，両者が長期に持続した結果生じるME/CFS様病態の三者で説明が可能である．子宮頸癌ワクチン接種後の副反応の多様な病態と治療法について図4-3-1にまとめた．本障害の出現は二相性であり，最初は節後性の自律神経障害による起立性調節障害，手足の疼痛などが目立ち，これらが治まった頃に高次脳機能障害が顕在化すると考えられる．

5 他疾患と診断した病態

子宮頸癌ワクチン接種後副反応の疑いで当方を受診した女性200人の中で，子宮頸癌ワクチン接種とは関連がない病態と診断したのは28人[4]であった．その

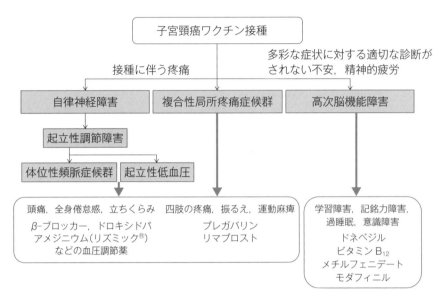

図 4-3-1　HPV ワクチン接種後の多様な副反応の病態と治療

自律神経障害，複合性局所疼痛症候群，高次脳機能障害の出現とその機序は並列ではない．詳細は本文を参照されたい．

中で最も頻度が高かったのはてんかんの 8 人である．これらの女性は意識消失発作を主訴に来院しており，四肢の疼痛・冷感・しびれなどの症状は伴っていなかった．また脳波検査で突発性棘波の存在を確認できた．次に多かったのは心身症の 6 人であり，全身性エリテマトーデス（SLE）の診断基準を満たす女性も 3 人いた．他の 2 人では膝関節の痛みと腫脹があり，血清中の CRP が高値を示していた．両女性は若年性特発性関節炎が否定できず，除外した．その他 10 種類の診断名が付いている．筆者らの経験から，てんかん，慢性頭痛，心身症を含む精神神経疾患，膠原病などの既知の疾患を有する女性は，本ワクチン接種を受けるべきではないと考える．

6 治療と経過

　四肢の疼痛，しびれに対してはプレガバリン（リリカ®），ワクシニアウイルス接種家兎炎症皮膚抽出液（ノイロトロピン®），血管拡張薬であるリマプロスト　アルファデクス（オパルモン®）が投与され，起立性低血圧にはミドドリン塩酸塩（メトリジン®），アメジニウムメチル硫酸塩（リズミック®），ドロキシドパ（ドプス®）が使用される．また過睡眠にはナルコレプシーの治療薬であるモダフィニル（モディオダール®）が有効なことがあり，記銘力低下にはドネペジル塩酸塩（アリセプト®）などの抗認知症薬が試みられている．

　免疫調整療法として副腎皮質ステロイドホルモンのパルス療法，血液浄化療法が少数例に行われている．この中で中枢性の麻痺，四肢の激しい疼痛に対して血液浄化療法が有効であったとの症例報告があるが，いずれの治療法もエビデンスを示す段階には至っていない．四肢の運動障害に対してはリハビリテーションを継続的に行うことが有用である．

　経過に関してはわれわれは2016年度に当方を受診して1年以上経過した女性の追跡調査をアンケート方式で行い，60人から回答を得た．四肢の振るえ，運動麻痺は半数以上で改善していた．その結果，初診時には40〜50％の患者が外出困難，不登校の状態であったが，この時点でこうした状態が17％前後の頻度まで減少していた．高度な頭痛と全身倦怠感，四肢の疼痛，睡眠障害，月経異常の改善は乏しかった．

7 発生機序と成因

　本ワクチンはアジュバントとしてアルミニウムを高濃度に含んでおり，また筋肉内接種をするため，相当な痛みを伴う．頭痛，全身倦怠感は1回目の接種直後から発現し，接種を受けた女性はそれを訴えるが両親も医療関係者もこれをワク

チンの副反応ととらえることなく，2回目，3回目の接種を継続した．その最大
の理由は3回接種しないとワクチンの有効性が発揮されないこと，さらに一定の
期限内に接種しないと補助金が得られなかったからである．被接種者の女性は学
校または親からの説明を十分聞くこともなく，ただ痛いワクチンの接種を受け，
その後体調不良に悩まされた．学校でも頭痛，手足の疼痛と振るえのため，頻回
に保健室へ行くが，こうした事態を学校関係者が正確に理解しておらず，学校嫌
いと受け取られることもあり，罹患女性は不登校となった．

　POTS，CRPSを無髄神経線維が選択的に障害される末梢神経障害としてとら
えると，広義には"small fiber neuropathy"の一群に入り，その一部は
autoimmune small fiber neuropathyととらえられている．実際，Mayo Clinicか
らのPOTS多数例の報告では，大部分の患者に先行するウイルス感染があった
と記述されている．またPOTSの成因としてα_1とβ_1アドレナリン（Ad）作動
性受容体に対する血清中の自己抗体の存在が注目されている．同様にCRPSの
発生に抗β_2Ad作動性受容体抗体，抗M_2アセチルコリン（Ach）作動性受容体
抗体の関与が想定されている．さらにME/CFSに関してはT細胞活性化の異常，
NK細胞機能の低下，$CD20^+$B細胞を枯渇させるリツキシマブ治療の有効性が報
告されている中で，本症女性群では抗β_2Ad作動性受容体抗体，抗M_4Ach作動
性受容体抗体の血清レベルが有意に高値であるとの報告がある．

　POTS，CRPS，ME/CFSの発生機序が自律神経受容体抗体の観点から一元的
に説明できるとすれば，子宮頸癌ワクチン接種後副反応の発生機序も同様な検討
が必要である．そこでわれわれはドイツの民間研究所CellTrend GmbHの
Harald Heidecke博士に依頼して，子宮頸癌ワクチン接種後副反応を呈した女性
と同ワクチン非接種女性の血清中の自律神経受容体抗体（α_1，α_2，β_1，β_2Ad
作動性，$M_{1, 2, 3, 4, 5}$Ach作動性受容体に対する抗体）を測定した．対象は前者で
保存血清があり，同意が得られた55人（年齢16.1±3.1歳）と本研究に賛同が得
られた対照女性57人（年齢18.8±2.7歳）である．結果は測定したすべての自律
神経受容体抗体価が対照群に比較して，子宮頸癌ワクチン接種後副反応を呈した
女性群において有意に高い値[5]を示した．個々の症状と各自律神経受容体抗体価

との関連は不明であったが，四肢の振るえを呈する患者では抗 α_1Ad 作動性受容体抗体価が，疼痛では抗 α_2Ad 作動性受容体抗体価が高い傾向がみられた．また，抗 β_1，β_2Ad 作動性受容体抗体価と抗 $M_{2,3,5}$Ach 作動性受容体抗体価では，症状発現から血液採取までの期間が短いほど抗体価が高値である負の相関傾向がみられた．しかし対象患者数が少ないこと，同一患者で症状発現時期から継時的に受容体抗体価を測定できなかったことより，本研究では断定的な結論を得ることはできなかった．

8　ワクチン接種と症状発現の因果関係

　薬害においては投与された薬剤が原因となって症状を引き起こしたことを直接的に証明する必要がある．しかし子宮頸癌ワクチンでは，接種を受けた女性の血清中において HPV に対する抗体価が上昇することはなく，本ワクチンの体内における生物学的作用を追跡する方法が乏しい．そこで筆者らは 2013 年 6 月から2021 年 3 月までの期間に当方を受診し，診断基準を基に子宮頸癌ワクチン接種後の副反応と診断された 87 人の女性を対象に，本ワクチン接種時期と本ワクチン接種後の特異な症状の発現時期の時間的経緯を調査した（図 4-3-2）．本ワクチンの接種開始は 2010 年 5 月であり，2013 年 4 月に終了しており，ピーク時期は 2011 年 6 月〜 2012 年 9 月である．本ワクチン接種を受けた女性が最初に症状を呈したのが 2010 年 10 月，最後の女性の発病時期は 2015 年 10 月であり，そのピーク時期は 2011 年 9 月〜 2013 年 8 月である．図 4-3-2 の A と B を対比すると，①子宮頸癌ワクチンの接種時期と本ワクチンの接種後副反応と思われる症状が発現している時期が相当重複している，②本ワクチンの勧奨を中止して 2 年 4 カ月後の 2015 年 10 月以降今日に至るまでの 5 年間，子宮頸癌ワクチン接種後の副反応を疑わせる新たな女性が出ていない，の 2 点がわかる．この結果は子宮頸癌ワクチンの接種と本ワクチン接種後の女性に出現した特異な症状との間には因果関係が示唆されるとの結論になる．

A. 確定診断された 87 人のワクチン接種時期

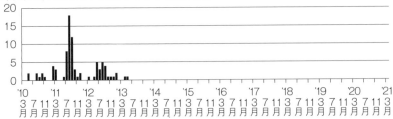

B. 確定診断された 87 人の症状発現時期

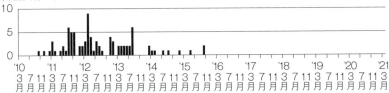

C. HPV ワクチン接種後副反応疑いで 200 人の患者が受診した時期

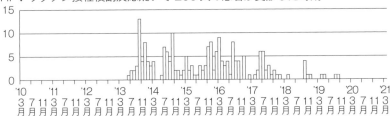

図 4-3-2　子宮頸癌ワクチン接種後副反応と診断された 87 人のワクチン接種時，症状発現時，副反応疑いで当方受診時の相互関連

A：個々の患者の初回ワクチンの接種時期，B：患者の症状発現時期，C：患者の当方受診時期
図の説明は本文を参照されたい[4].

9 諸外国の状況

　子宮頸癌ワクチン接種後の副反応に関するまとまった報告はデンマーク，イタリア，コロンビアからなされている．デンマークから本ワクチン接種後の副反応と考えられる 53 例の症状の報告があった．主な症状は起立性調節障害，ひどい頭痛，高度な疲労感，消化管運動障害，広範な神経障害性疼痛，認知機能障害で

あり，その発生機序は自律神経障害であるとしている．特に起立性調節障害に関しては，検索した 35 人中 21 人（60 ％）が POTS の診断基準を満たしており，POTS の発生と子宮頸癌ワクチン接種との因果関係を疑っている．イタリアからの 18 人の報告はデンマークの報告と同一である．コロンビアからの 62 人の報告では頭部，胸部，背部，四肢の神経障害性疼痛が強調されており，その原因として自己免疫性末梢神経炎があげられている．上記に加えて米国，メキシコからは症例報告がなされている．

　現時点では子宮頸癌ワクチンと本項で述べた症状や病態との直接的な因果関係は不明であるが，厚生労働省は 2018 年 1 月に「HPV ワクチンの接種に当たって，医療従事者の方へ」というパンフレットを作成して公表し，この中には従来われわれが論文として発表した内容の多くが含まれている．ワクチンは薬剤であり，一定の確率で副反応が出るのは当然である．副反応が出現するリスクがあることと，ワクチンの有効性は別な観点であり，両者をきちんと理解した上で本ワクチンが日本国内で使用されることを願って本項を終える．

謝辞：本研究は厚生労働科学研究費補助金（新興・再興感染症及び予防接種政策推進研究事業：子宮頸癌ワクチン接種後の神経障害に関する治療法の確立と情報提供についての研究：平成 28 年，子宮頸癌ワクチン接種後に生じた症状に関する治療法の確立と情報提供についての研究：平成 28 〜 30 年，HPV ワクチン接種後に生じた症状に関する診療体制の整備：令和元〜 2 年）による支援を受けた．また本研究は筆者が信州大学在職中に行ったものであり，中心的役割を果たした信州大学医学部第三内科の木下朋実 氏，尾澤一樹 氏，日根野晃代 氏の協力に深謝いたします．

文 献

1) Future II study group：Quadrivalent vaccine against human papillomavirus to prevent high-grade cervical lesions. N Engl J Med, 356(19)：1915-1927, 2007.
2) Kinoshita T, Abe R, Hineno A, et al.：Peripheral sympathetic nerve dysfunction in adolescent Japanese girls following immunization with the human papillomavirus vaccine.

Intern Med, 53(19)：2185-2200, 2014.

3) Ozawa K, Hineno A, Kinoshita T, et al.：Suspected adverse effects after human papillomavirus vaccination：a temporal relationship between vaccine administration and the appearance of symptoms in Japan. Drug Saf, 40(12)：1219-1229, 2017.

4) Hineno A, Ikeda S：A long-term observation on the possible adverse effects in Japanese adolescent girls after human papillomavirus vaccination. Vaccines, 9(8)：856, 2021.

5) Hineno A, Ikeda S, Scheibenbogen C, et al.：Autoantibodies against autonomic nerve receptors in adolescent Japanese girls after immunization with human papillomavirus vaccine. Ann Arthritis Clin Rheumatol, 2(2)：1014, 2019.

（池田修一）

4

急性灰白髄炎（ポリオ）

世界ポリオ根絶達成へののこされた課題

1	病原体および臨床上の基本事項

　急性灰白髄炎（poliomyelitis：ポリオ）は，ポリオウイルスの中枢神経感染により引き起こされる急性ウイルス感染症で，一般的には小児麻痺と呼ばれることも多い．感染者の多くは無症状で発症者の多くは軽度の発熱性疾患のみで回復する．典型的な麻痺型ポリオ（感染者の1%以下）では，ポリオウイルスが中枢神経細胞に侵入・増殖し，脊髄前角細胞の障害により弛緩性麻痺を呈する．ポリオウイルスは，他のエンテロウイルス同様，経口感染後腸管でよく増殖し感染後1～2カ月程度糞便中にウイルスが排出される．ポリオウイルスは感染者の糞便を介した糞口感染あるいは唾液等を介した接触・飛沫感染により伝播する．ヒト疾患に関与するエンテロウイルスは，ピコルナウイルス科エンテロウイルス属の*Enterovirus A ～ D*の4つのウイルス種（species）に分類され，3種類の血清型のポリオウイルス（1～3型）は*Enterovirus C*に属する．ウイルス粒子は，一本鎖ゲノムRNAを中心として4種類のカプシドタンパク質（VP1～VP4）が規則正しく配置された正二十面体構造をとり，弱酸性条件，有機溶媒存在下など，さまざまな物理的条件において比較的安定したウイルスである．カプシドタンパク質のうち，VP1，VP2，およびVP3はウイルス粒子上に位置しており抗原性や宿主受容体との結合に関与する．

　ポリオウイルス感染症に対する抗ウイルス剤は実用化されていないが，長年の使用経験により有効性と安全性が証明された2種類のポリオワクチンが世界中で使われている（表4-4-1）．不活化ポリオワクチン inactivated poliovirus vaccine（IPV）は，ポリオウイルス粒子をホルマリン処理することにより抗原性を保ったまま非感染性とした不活化ワクチンで，1～3型強毒株由来抗原を含む多くの種類のIPV含有製剤が世界中で広く用いられている．わが国で2012年に定期接

表4-4-1　2種類のポリオワクチン（生ワクチンと不活化ワクチン）

			ポリオワクチンの種類	
			経口弱毒生ポリオワクチン oral polio vaccine（OPV）	不活化ポリオワクチン inactivated polio vaccine（IPV）
主な成分			ポリオウイルス弱毒株 （セービンⅠ，Ⅲ株）	ホルマリン不活化ポリオウイルス抗原 （強毒株（ソークワクチン），セービン株）
ワクチン接種	接種経路		経口	皮下注射，筋肉注射
	接種コスト		安価	比較的高価
	集団接種		集団接種が比較的容易（途上国等）	定期接種が中心
ワクチンの価格			安価	比較的高価（混合ワクチンの種類による）
有効性	接種者		腸管免疫・血中中和抗体（発症予防）	血中中和抗体（発症予防）
	接種地域		接触者に伝播しうる	接種者のみ
	伝播抑制		地域のウイルス伝播抑制効果	ウイルス伝播抑制効果はOPVより弱い
安全性 副反応	接種者 （接触者）	重篤	ワクチン関連麻痺	なし
		軽度	下痢，発熱等	発赤，硬結等 （混合ワクチンの種類による）
	地域		ワクチン由来ポリオウイルス （VDPV）伝播のリスク	伝播しない
	免疫不全者など		持続感染・地域伝播のリスク	持続感染しない
使用地域			ポリオ流行国・流行リスクが高い国	世界的IPV導入（最低限1回接種を推奨）
混合ワクチン			ポリオウイルスのみ	他の不活化抗原との混合ワクチンが実用化
製造	製造施設		比較的小規模なメーカーを含む	世界的大規模ワクチンメーカーが中心
	病原体管理		WHO推奨規準によるバイオリスク管理	ソークIPV（より厳格な管理が必要） セービンIPV（WHO推奨規準による管理）

種に導入されたIPV含有4種混合ワクチンは，世界で初めて実用化された弱毒株ポリオウイルス株（セービン株）不活化抗原を含むワクチンである[1]．経口弱毒化生ポリオワクチン oral poliovirus vaccine（OPV）は，経口接種後腸管でワクチン株が増殖することにより腸管免疫および血中中和抗体を効果的に誘導する．OPVは安価で接種が容易で優れたウイルス伝播抑制効果を有することから，世界ポリオ根絶計画に不可欠なワクチンとなっている．その一方，OPVはまれな副反応であるワクチン関連麻痺の原因となり，OPV株が長期間伝播することにより遺伝子変異を蓄積した伝播型ワクチン由来ポリオウイルス circulating vaccine-derived poliovirus（cVDPV）は野生株と同等の病原性と伝播能を獲得

することにより大規模なポリオ流行の原因となりうる．

2 ｜ 現在の発生状況と問題点

　WHO を中心に進められている世界ポリオ根絶計画の進捗により，計画開始当初の 1988 年と比較すると野生株によるポリオ症例は大幅に減少した．2 型および 3 型野生株ウイルスの伝播はすでに終息し，2 型は 2015 年，3 型は 2019 年に世界的根絶が宣言された．のこされた 1 型野生株流行地はパキスタンとアフガニスタンの 2 カ国となり，2021 年に報告された 1 型野生株によるポリオ症例はパキスタン 1 例，アフガニスタン 1 例のみで（2021 年 12 月現在），近い将来の野生株ポリオ根絶が期待されている．その一方，近年ワクチン由来株 cVDPV によるポリオ流行が世界的に拡大し，ポリオ根絶計画の大きなリスク要因として危惧されている．cVDPV 流行の発生頻度は血清型により異なり，2 型によるポリオ流行の頻度が高いことから，WHO は 2016 年に長年用いられてきた三価 OPV 接種を世界的に停止し，2 型株を除いた二価 OPV への切り替えを実施した．二価 OPV は 2 型株を含まないので，三価 OPV 接種停止後 2 型 cVDPV 伝播のリスクは次第に低下し，数年後には 2 型 cVDPV 流行の発生はなくなると想定されていた．しかし，2018 年以降，2 型 cVDPV 流行は地域的にも症例数の上でも拡大し，2020 年は野生株症例 140 例を大きく上回る 1,078 例の 2 型 cVDPV によるポリオ症例が，24 カ国で報告された．1 型野生株ポリオ流行国であるパキスタンとアフガニスタンでも，2019 年に 2 型 cVDPV 流行が発生し，2020 年には症例が急増した．日本と地理的に近いフィリピンとマレーシアにおいても，2019 〜 2020 年にかけて 1 型 cVDPV および 2 型 cVDPV による大規模なポリオ流行が顕在化した．新型コロナ・パンデミックによるポリオワクチン接種活動やサーベイランスへの影響もあり，2020 年には世界中の多くの地域で cVDPV2 流行のコントロールが困難な状況が生じた．

3 ｜ 国内外におけるポリオウイルス研究とその応用

　ポリオウイルスはヒト RNA ウイルスの中では古くからウイルス学研究の対象とされており，基礎的なウイルス学的研究からワクチンを用いたウイルス伝播コントロール戦略に至るまで膨大な研究成果が蓄積されている．特に，1954 年にノーベル生理学・医学賞を受賞した John Enders らによる細胞培養系を用いたポリオウイルス培養の成功は，Jonas Salk による IPV，および，Albert Sabin による OPV の開発にとって不可欠な科学的および技術的基盤の確立に大きく貢献した[2]．分子ウイルス学的アプローチ導入後には，ポリオウイルス遺伝子リバースジェネティクスによる神経病原性の解析や宿主受容体同定等，多くの画期的な研究成果が日本から発信されている[3]．ポリオウイルス受容体の同定は，受容体発現マウスを用いたポリオウイルス病原性の解析やワクチン品質管理に用いられており，受容体発現マウス細胞はポリオウイルス病原体サーベイランスのための必須のツールとして世界ポリオ根絶計画に有効活用されている．

　現在問題となっている 2 型 cVDPV 流行の多くは，cVDPV2 伝播を停止するために接種した 2 型 OPV 株が地域に伝播し，新たな cVDPV2 流行が生じた結果によることが報告されている[4]．novel OPV2（nOPV2）は，ポリオウイルス遺伝子に複数の遺伝子改変を導入することにより現行 2 型 OPV 株と比べ遺伝的安定性を向上させた生ワクチンで，ワクチン接種者や伝播過程におけるウイルス遺伝子変異や他のエンテロウイルスとの遺伝子組換えによる病原性復帰や長期伝播のリスクを最小限とすることが期待されている[5]．世界的 cVDPV2 流行の拡大を受け，WHO は緊急時使用リストの枠組みによる nOPV2 導入を進め，2021 年には cVDPV2 流行国 8 カ国で nOPV2 が導入された．nOPV2 の有効性と安全性については，今後さらなる評価が必要であるが，ポリオウイルス神経病原性発現の分子的基盤の理解に基づいた新たなコンセプトの生ワクチンとして世界ポリオ根絶への寄与が期待されている．

4　世界レベルでの感染症根絶と日本の役割

国立感染症研究所（感染研）ウイルス第二部は，世界的ポリオ実験室ネットワークにおける WHO 西太平洋地域唯一の Global Specialized Polio Laboratory として機能している．2019 〜 2020 年にフィリピンおよびマレーシアで発生した 1 型および 2 型 cVDPV 流行の際は，フィリピンで検出された 1 型および 2 型 cVDPV 株の遺伝子解析を感染研ウイルス第二部が担当し，同地域において，これまで顕在化していなかった高度に変異を蓄積した cVDPV が広範な地域に伝播し麻痺患者の発生に関与していることを明らかにした．その結果，二価 OPV および単価 2 型 OPV を用いた追加接種キャンペーンが実施され，2021 年 6 月に，フィリピンにおける 1 型および 2 型 cVDPV 伝播終息が宣言された．今回の cVDPV 流行は，野生株ポリオ根絶が達成されてから長年ポリオフリーを維持してきた地域においても cVDPV によるポリオ流行発生のリスクがあることを改めて示す流行事例となった．

不顕性感染の割合が高いポリオの場合，野生株や cVDPV 伝播を確実かつ迅速に捕捉するための感度の高い病原体サーベイランスと実験室診断体制を今後も世界的に維持することが重要である．ポリオ根絶計画最終段階では，野生株ポリオウイルス検出頻度は大幅に低下し cVDPV 流行も終息に向かうことが期待されるが，ポリオ患者およびウイルス検出がゼロに近づく中で，のこされたポリオウイルス伝播を確実かつ迅速に検出するための体制強化が求められている．2012 年の定期接種への IPV 導入後，高いポリオワクチン接種率を維持している日本で麻痺患者の発生を伴うポリオ流行が発生するリスクは低いが，世界ポリオ根絶後を視野に入れた国内病原体サーベイランス体制の再検討が必要とされる．

文 献

1) Shimizu H：Development and introduction of inactivated poliovirus vaccines derived from Sabin strains in Japan. Vaccine, 34(16)：1975-1985, 2016.

2) Enders JF, Weller TH, Robbins FC : Cultivation of the Lansing Strain of Poliomyelitis Virus in Cultures of Various Human Embryonic Tissues. Science, 109(2822) : 85-87, 1949.

3) Koike S, Horie H, Ise I, Okitsu A, Yoshida M, Iizuka N, Takeuchi K, Takegami T, Nomoto A : The poliovirus receptor protein is produced both as membrane-bound and secreted forms. EMBO J, 9(10) : 3217-3224, 1990.

4) Macklin GR, O'Reilly KM, Grassly NC, Edmunds WJ, Mach O, Santhana Gopala Krishnan R, Voorman A, Vertefeuille JF, Abdelwahab J, Gumede N, Goel A, Sosler S, Sever J, Bandyopadhyay AS, Pallansch MA, Nandy R, Mkanda P, Diop OM, Sutter RW : Evolving epidemiology of poliovirus serotype 2 following withdrawal of the serotype 2 oral poliovirus vaccine. Science, 368(6489) : 401-405, 2020.

5) Yeh MT, Bujaki E, Dolan PT, Smith M, Wahid R, Konz J, Weiner AJ, Bandyopadhyay AS, Van Damme P, De Coster I, Revets H, Macadam A, Andino R : Engineering the live-attenuated polio vaccine to prevent reversion to virulence. Cell Host Microbe, 27(5) : 736-751, 2020.

(清水博之)

5

エンテロウイルス感染症

新興・再興感染症としてのエンテロウイルス感染症

1　病原体および臨床上の基本事項

　エンテロウイルスはエンベロープをもたない比較的小型の RNA ウイルスで，ウイルス粒子は一本鎖ゲノム RNA を中心として 4 種類のカプシドタンパク質（VP1 ～ VP4）が規則正しく配置された正二十面体構造をとる．エンテロウイルスはピコルナウイルス科 family *Picornaviridae* エンテロウイルス属 genus *Enterovirus* に分類され，エンテロウイルス属は 15 の独立した species を含む．ヒト疾患に関与するエンテロウイルスは *Enterovirus A ～ D* の 4 つの species に含まれ，これまでに 100 以上の型が報告されている．急性弛緩性麻痺（ポリオ）の原因となるポリオウイルスについては他項（第 4 章-4）で触れるので，本項ではポリオウイルス以外のヒトエンテロウイルス感染症について取り上げる．

　非常に多くの型のエンテロウイルスを反映し，エンテロウイルス感染症は不顕性感染から致死的な急性脳炎に至るまで，極めて多様な感染病態を呈す．多くのエンテロウイルス感染症では，経口感染したウイルスが腸管で増殖し，1 ～ 2 カ月程度，糞便からウイルスが検出される．腸管でのウイルス増殖後，エンテロウイルスが中枢神経組織に侵入し，無菌性髄膜炎，急性脳炎，急性弛緩性麻痺などの中枢神経疾患の発症に関与する場合がある．中枢神経疾患の頻度，臨床像，重篤度は，エンテロウイルス型により大きく異なり，エンテロウイルス A71（EV-A71）などは死亡例を含む重篤な中枢神経疾患の流行に関与することがある．呼吸器感染症の原因となるエンテロウイルス D68（EV-D68）や，眼の疾患である急性出血性結膜炎の原因となるエンテロウイルス D70（EV-D70）など，感染伝播経路が異なる型の存在にも留意が必要である．わが国で「感染症の予防及び感染症の患者に対する医療に関する法律」（感染症法）による届出対象疾患に指定されている感染症のうち，主要な原因ウイルスがエンテロウイルスである感染症

を表にまとめた（表4-5-1）.

2　常在ウイルスとしてのエンテロウイルス感染症

　多くの型のエンテロウイルスは，その地域の常在ウイルスとして，手足口病，ヘルパンギーナ，無菌性髄膜炎のような，毎年夏季を中心に流行する一般的な急性熱性疾患の原因となる．手足口病およびヘルパンギーナの原因ウイルスは *Enterovirus A* に属している．また，エコーウイルスやコクサッキーBウイルスなど *Enterovirus B* に属する多くの血清型のエンテロウイルスが無菌性髄膜炎の原因ウイルスとなる．わが国を含む温帯地域では，エンテロウイルス感染症は明瞭な季節性を示し毎年夏季に症例数が増加する．手足口病流行のピークは，日本では例年7月初旬〜8月初旬であるが，熱帯地域における流行曲線は温帯地域と比べてなだらかで二峰性のピークを示すこともある．手足口病の場合，日本ではかつてEV-A71とコクサッキーウイルスA16という2つの型が主な原因ウイルスであったが，2010年以降，コクサッキーウイルスA6（CV-A6）が2年周期で発生する大規模な手足口病流行に関与するようになった[1]．他の多くの感染症同様，2020年の新型コロナウイルス（COVID-19）パンデミック発生以降，エンテロウイルス感染症の流行パターンが大きく変化したことから，今後の発生動向について注意深く監視する必要がある．

3　新興・再興感染症としてのエンテロウイルス感染症

　急性出血性結膜炎はエンテロウイルスによる典型的な新興感染症で，1969年にガーナで初めて流行が報告された直後，1969〜1971年にかけて急速に流行が拡大しわが国を含めたパンデミックとなった．急性出血性結膜炎のパンデミックは，月面着陸を達成したアポロ11号の地球への帰還と同時期に発生したため，

表4-5-1 代表的なエンテロウイルス感染症

疾患	主な原因ウイルス（型）	感染症法における分類	検査に必要とされる臨床検体	流行
急性灰白髄炎（ポリオ）poliomyelitis	ポリオウイルス1〜3型	二類感染症（全数報告）	糞便	野生株ポリオウイルス流行地域は、アフガニスタン、パキスタンに限局。ワクチンによる予防が可能であり、世界的な根絶計画が進行中
無菌性髄膜炎 aseptic meningitis	エコーウイルス、コクサッキーBウイルス（Enterovirus B）を中心に多くの型が関与	五類感染症（基幹定点報告）	髄液、糞便、咽頭ぬぐい液	わが国でも、毎年、夏〜秋を中心に流行
ヘルパンギーナ herpangina	コクサッキーAウイルス（Enterovirus A）	五類感染症（小児科定点報告）	咽頭ぬぐい液、糞便	わが国でも、毎年、夏〜秋を中心に流行
手足口病 hand, foot. and mouth disease	コクサッキーウイルスA6、コクサッキーウイルスA16、エンテロウイルスA71（Enterovirus A）	五類感染症（小児科定点報告）	咽頭ぬぐい液、糞便	わが国でも、毎年、夏〜秋を中心に流行
急性出血性結膜炎 acute hemorrhagic conjunctivitis	コクサッキーウイルスA24変異株およびエンテロウイルスD70	五類感染症（眼科定点報告）	目のぬぐい液	近年、大規模な流行は発生していない
急性脳炎（ウエストナイル脳炎と日本脳炎を除く）acute encephalitis	エンテロウイルスA71（他のエンテロウイルスも関与）	五類感染症（全数報告）	髄液、糞便、咽頭ぬぐい液、血液、尿	原因病原体が特定されない症例も多く、エンテロウイルス感染が、どの程度関与しているか不明
急性弛緩性麻痺（急性弛緩性脊髄炎）acute flaccid paralysis (acute flaccid myelitis)	ポリオウイルス1〜3型、エンテロウイルスD68	15歳未満の急性弛緩性麻痺については五類感染症全数報告	咽頭ぬぐい液、髄液、糞便、血液	2014年に北米、2015年に日本で、エンテロウイルスD68流行期に急性弛緩性脊髄炎症例が多発
呼吸器感染症 respiratory disease	ライノウイルス、エンテロウイルスD68を中心として多くのウイルスが関与	対象外	咽頭ぬぐい液	エンテロウイルスD68による呼吸器感染症は、夏〜秋を中心に流行

当時はアポロ病（Apollo 11 disease）とも呼ばれた．もちろん，宇宙から持ち込まれた未知の病原体による感染症ではなく，国立予防衛生研究所（現在の国立感染症研究所）の甲野禮作らがわが国の急性出血性結膜炎症例から新型エンテロウイルスを分離し，国際共同研究の結果，エンテロウイルス70（現在の型名はEV-D70）と命名した[2]．ほぼ同時期の1969年に東南アジアで発生した急性出血性結膜炎流行では，EV-D70とは型の異なるコクサッキーウイルスA24変異株が原因ウイルスとして同定された．

　EV-A71は，1969〜1972年に発症した無菌性髄膜炎などの症例から分離された新たな型のエンテロウイルスで，その後，手足や口腔内の発疹を特徴とする手足口病の原因ウイルスの一つであることが明らかとなった．1975年にブルガリア，1978年にはハンガリーで，EV-A71を原因とするポリオ様麻痺の流行が発生し，"新たなポリオ"として流行拡大が危惧された．ヨーロッパにおける中枢神経疾患の流行は自然に収束し，EV-A71による中枢神経疾患の集団発生は，その後20年以上にわたり報告されなかった．しかし，1990年代後半以降，1997年にマレーシア，1998年に台湾，その後中国本土でも多くの死亡例を含む小児の急性脳炎の流行が発生し，主要な原因ウイルスとしてEV-A71が同定された[3]．EV-A71による致死的急性脳炎の流行は，その後も東アジアを中心に発生し，エンテロウイルスによる再興感染症として公衆衛生上大きな問題となった．

　EV-D68はライノウイルスと類似したウイルス学的性状を有するユニークなエンテロウイルスで，呼吸器感染症の原因ウイルスとして知られていた．2014年，北米でEV-D68感染症の広範な流行が発生し，ポリオ様麻痺症例（急性弛緩性脊髄炎 acute flaccid myelitis（AFM）と呼ばれている）からEV-D68が検出され，エンテロウイルスによる再興感染症として注目を集めている．わが国でも，2015年秋にEV-D68感染症の全国的流行が発生し58例がAFM確定例と判定された[4]．わが国におけるEV-D68流行は，北米と類似した流行像を示し臨床的特徴にも多くの共通点が認められた．EV-D68感染の関与が疑われる麻痺症例の発生は，現在，世界的な問題となっている．

　エンテロウイルスの宿主域は一般的にはヒトのみで，他の多くの新興・再興感

染症のような動物に由来するエンテロウイルスのヒトでの流行事例は，ほとんど報告されていない．これまでに発生したエンテロウイルスによる新興・再興感染症の流行の多くは，もともとヒトに伝播していたエンテロウイルスの病原性などが変化した変異株の出現・伝播によるものではないかと考えられている．遺伝子変異に伴うウイルスの病原性・伝播効率の変化，新たなエンテロウイルス型の出現，エンテロウイルスに対する集団免疫の推移，他の血清型や遺伝子型のエンテロウイルスとのウイルス生態学的相互作用など，さまざまな要因がエンテロウイルス流行に関与すると考えられているが，新興・再興エンテロウイルス感染症の発生や収束のくわしいメカニズムは不明である．

4 | エンテロウイルス感染症対策と今後の課題

　エンテロウイルスの多くは，常在ウイルスとしてヒト集団に長期的に伝播しており，不顕性感染あるいは比較的軽度で予後の良い感染症に関与することから，感染症対策上の優先度は必ずしも高くはない．その一方，重症例の多発を伴う新興・再興エンテロウイルス感染症が，断続的に発生している点については今後も十分留意する必要がある．1990 年代後半以降，台湾，中国など東アジア地域を中心に発生した EV-A71 感染による重症中枢神経合併症を伴う大規模な手足口病流行の際には，多くの乳幼児の重症例・死亡例が発生した．エンテロウイルス感染症治療のための抗ウイルス剤は実用化されておらず，ポリオウイルス以外のエンテロウイルスに対するワクチンも開発されていなかった．そのため，アジア諸国を中心に EV-A71 ワクチンの研究開発が積極的に進められ，2015 〜 2016 年にかけて，世界初の非ポリオエンテロウイルスワクチンである不活化 EV-A71 ワクチンが中国で導入された[5]．どのような新興・再興エンテロウイルス感染症の流行が発生するのかを予測するのは困難であるが，常在ウイルスとしてのエンテロウイルス感染症の発生動向調査および病原体サーベイランスを継続することは，今後発生する新興・再興エンテロウイルス感染症の発生を迅速に検知するた

めにも重要である.

文 献 ──┤

1) Pons-Salort M, Grassly NC : Serotype-specific immunity explains the incidence of diseases caused by human enteroviruses. Science, 361(6404) : 800-803, 2018.
2) Mirkovic RR, Kono R, Yin-Murphy M, Sohier R, Schmidt NJ, Melnick JL : Enterovirus type 70 : the etiologic agent of pandemic acute haemorrhagic conjunctivitis. Bull World Health Organ, 49(4) : 341-346, 1973.
3) Shimizu H, Nakashima K : Surveillance of hand, foot, and mouth disease for a vaccine. Lancet Infect Dis, 14(4) : 262-263, 2014.
4) Chong PF, Kira R, Mori H, Okumura A, Torisu H, Yasumoto S, Shimizu H, Fujimoto T, Hanaoka N, Kusunoki S, Takahashi T, Oishi K, Tanaka-Taya K : Clinical features of acute flaccid myelitis temporally associated with an enterovirus D68 outbreak : results of a nationwide survey of acute flaccid paralysis in Japan, August-December 2015. Clin Infect Dis, 66(5) : 653-664, 2018.
5) Shimizu H : Inactivated enterovirus A71 vaccines and moving forward. Lancet Reg Health West Pac, 16 : 100292, 2021.

（清水博之）

6 インフルエンザ

次世代インフルエンザワクチンの課題

　インフルエンザはインフルエンザウイルス influenza virus の感染により起こる呼吸器の疾患で毎年世界中で流行がある．わが国のように四季のある地域では冬の時期に流行が起こり季節性インフルエンザと呼ばれている．数十年に一度，ヒトにとって新しいインフルエンザウイルスが動物の世界から入り世界的大流行であるパンデミックを起こす．直近では 2009 年にブタ由来のインフルエンザウイルスで起こった H1N1pdm によるパンデミックが記憶に新しい．ヒトが生きていく上で完全に縁を切ることができない，そんな存在である．

1 　風邪とは異なるインフルエンザ

　インフルエンザは風邪とは異なる．風邪はその原因となるウイルスとして，コロナウイルス，ピコルナウイルス，ライノウイルス，エコーウイルス，アデノウイルスなどがあげられるが，これらのウイルスが主に鼻や喉の上気道に感染し，喉の痛みや鼻水，鼻づまりなどの風邪症状を起こす．一般的に軽症で数日で自然治癒する．これといった治療法がないのも特徴である．一方，インフルエンザは風邪と同様の喉の痛みや鼻水，咳といった症状を示すが症状が激しく高熱を伴うのが特徴である．また，一般の風邪と比べて伝染性が強いのも特徴である．インフルエンザが風邪と異なり怖いのはその合併症にある．特に小さい子どもや高齢者では注意が必要である．小児においてインフルエンザに伴って発症する脳症がある．痙攣や意識障害が起こり最悪の場合には死に至る病気である．これはインフルエンザウイルスの感染に伴って身体が応答するときに過剰な免疫反応が起こり，そのために脳が浮腫状態となり，痙攣や意識障害といった症状を示す．日本国内では毎年約 100 例のインフルエンザ脳症の患者が発生している．また，高齢

者で問題となるのはインフルエンザに伴った肺炎である．インフルエンザウイルスに感染した高齢者の死亡の原因として一番にあげられるのがこのインフルエンザに伴った肺炎である．肺炎は肺の炎症であるが，一般的には異物の誤嚥や細菌の感染，ウイルス感染によって起こる．インフルエンザに伴った肺炎で多いのはインフルエンザウイルスそのものの感染によるウイルス性の肺炎ではなく二次性の細菌感染による肺炎なのである．原因菌としては肺炎球菌，インフルエンザ菌，黄色ブドウ球菌等があげられる．インフルエンザにかかるとなぜ細菌性の肺炎にかかりやすくなるのか．そのメカニズムは現在も完全には解明されていない問題であるが，その一つには気管や気管支の上皮がインフルエンザウイルス感染によって剥がれ異物を外へ輸送する線毛運動が障害されて細菌を外へ向かって運べなくなったり上皮が剥がれて細菌が増殖しやすくなることが考えられているが最近，インフルエンザウイルス感染による免疫低下のメカニズムやマクロファージなどの免疫担当細胞へのインフルエンザウイルス感作が肺炎の重症化と関連することが報告されている．

　風邪とは異なるインフルエンザの予防には効果のあるワクチンの使用が必要である．しかし現在，インフルエンザウイルスの感染を完全に阻止したりウイルスの流行をなくすような効果のあるワクチンは存在しない．現在使われているワクチンはインフルエンザウイルス感染による重症化や発症予防を目的としており，感染そのものを防ぐことを目指していないためである．また，インフルエンザウイルスは毎年その抗原性を変化させて流行する．ワクチンと流行株の抗原性が異なる場合には効果が低くなる問題がある．本項ではインフルエンザワクチンの現状と次世代ワクチンの課題について概説する．

2 ｜ 現行の季節性皮下注射ワクチンの特徴

日本では毎年冬に季節性インフルエンザの流行が起こっている．インフルエン

ザの重症化を予防するために不活化ワクチンが皮下に注射される．この不活化ワクチンは，発育鶏卵で増殖させたワクチン株ウイルスを薬剤処理することによってその脂質成分を除去，ホルマリン処理された，表面の糖タンパク質であるHAを含むスプリットワクチンである．ヒトの間で流行しているA型のH1N1亜型（2009年パンデミックウイルス）とH3N2亜型（香港風邪由来のウイルス），およびB型のウイルスから2種類を用いた4つのウイルス株のワクチンを混合した四価ワクチンである．

このワクチンの皮下注射によって，血液中にHAに対するIgG抗体が誘導される．この抗体は，血清から細胞間隙を通って気道粘膜上や肺胞内にしみ出し，感染阻止や肺炎阻止に働き，特に，感染阻止よりもインフルエンザ症状の重症化阻止に貢献している．しかし，皮下接種ワクチンでは主に血中の中和抗体であるIgG抗体が誘導されるが感染の場となる上気道粘膜への分布は限られており，効果は限定的である．さらに注射のワクチンでは感染防御に直接働く粘膜上の分泌型IgA抗体の誘導はみられない．分泌型IgA抗体には変異ウイルスにも一定程度効果のある交差防御効果が認められる．しかし，IgG抗体は変異したウイルスに対する交差防御能が低いためワクチン株と流行株に抗原性の違いがある場合はその有効性が低くなる．そこで次世代ワクチンとしては感染阻止および交差防御効果のあるワクチンが求められている．

3 経鼻インフルエンザワクチンの開発

感染の場である粘膜の上で働く分泌型IgA抗体に代表される粘膜免疫を誘導できるインフルエンザワクチンは流行の軽減が期待できる．ワクチンによる粘膜免疫の誘導には注射ではなく，鼻粘膜等の粘膜へのワクチン接種が必要になる．マウスやカニクイザルなどの動物実験で，経鼻不活化インフルエンザワクチンの接種で注射のワクチンでは誘導されない鼻腔粘膜上の分泌型IgA抗体が誘導されることが明らかとなり，これら分泌型IgA抗体は上気道でインフルエンザウ

イルスに対して上皮細胞への感染の手前で感染を防ぐ感染予防効果があることに加えて，変異ウイルスに対する交差防御効果も高いことが明らかとなってきた[1-3]．さらに，倫理委員会承認のもと，健康成人ボランティアでの不活化経鼻ワクチン（H3N2 亜型）の臨床研究においては，鼻腔洗浄液中の中和抗体価は 5 倍以上増加した．ヒトの鼻腔洗浄液を用いてインフルエンザウイルスを実際に中和できることが証明された[4]．このことは，経鼻インフルエンザワクチンは，血中だけでなく接種局所の気道粘膜上においても強い中和抗体を誘導し感染阻止に寄与する可能性を示唆するものである．血液中で中和を担う抗体は主に IgG 抗体であり，鼻腔粘液中で中和を担う抗体は主に分泌型 IgA 抗体である．季節性インフルエンザウイルスのように人々がすでに基礎免疫を有している亜型に対しては，アジュバントを添加しない全粒子ワクチンのみの経鼻噴霧によって，ウイルスを中和する分泌型 IgA 抗体を誘導できることが示された．

4 ｜ 多量体化分泌型 IgA 抗体の存在

　さらに，経鼻インフルエンザワクチンの接種により誘導される分泌型 IgA 抗体の構造とウイルス中和における関係を詳細に評価した．鼻腔洗浄液中の抗体の種類を調べると約 7 割が積極的に分泌される IgA 抗体であり，約 3 割が毛中からしみ出た IgG 抗体であった．鼻腔洗浄液中の分泌型 IgA 抗体をその大きさにより振り分けて質量分析機および原子間力顕微鏡で観察を行うと，単量体，二量体，三量体，四量体，さらにそれ以上の多量体として存在することが明らかとなった（図 4-6-1）[5]．これら多量体の IgA 抗体は構造が大きくなるに従ってインフルエンザウイルスを中和する能力が高くなることが明らかとなった．また，抗原性の異なる変異ウイルスに対する中和能力も同様に構造が大きくなるに従って高くなった．高病原性鳥インフルエンザ H5N1 ウイルス（インドネシア株）に対するワクチンをヒトに経鼻接種後，鼻腔洗浄液を採取し大きさによりふるい分け，それぞれのフラクションにおけるワクチン株（インドネシア株）ウイルスおよび

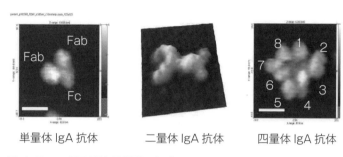

単量体 IgA 抗体　　　二量体 IgA 抗体　　　四量体 IgA 抗体

図 4-6-1　原子間力顕微鏡で観察したヒト鼻腔洗浄液中の IgA 抗体
単量体，二量体および四量体の構造をとる.　　　　　　　　（文献 5）より改変）

　抗原性の異なるベトナム株に対する中和抗体価を測定した．するとワクチン株で
あるインドネシア株に対しては単量体から多量体までを含むすべてのフラクショ
ンにおいて中和抗体価が認められたが，抗原性の異なるベトナム株 H5N1 ウイル
スに対する中和抗体価は二量体以上の多量体型 IgA 抗体を含むフラクションに
のみ認められた（図 4-6-2）[5]．以上のことから，鼻腔内でウイルスの感染阻止に
働く抗体のうち特に多量体型 IgA 抗体はウイルスの感染防御，交差防御に貢献
していることがヒトのサンプルで証明された．

　この研究により，呼吸器粘膜上に生理的に存在する IgA 抗体量を指標に鼻腔
粘膜上における中和抗体の評価が可能であり，経鼻インフルエンザワクチンによ
り誘導される多量体型 IgA 抗体が粘膜におけるウイルスの感染防御および交差
防御に大きな働きをしていることが明らかとなった．

　現行のインフルエンザワクチンはあくまでもウイルス感染後の重症化予防を目
的としており，感染防御の点で必ずしも満足できるものではない．また，抗原性
が同じウイルスに対しては重症化予防効果が高いものの，変異株やワクチン株と
の抗原性が異なるウイルスに対しては効果が低くなってしまう．次世代のインフ
ルエンザワクチンとしては感染防御効果が高く，変異ウイルスに対する交差防御
効果があることが必要であり，その点において粘膜免疫を活用した経鼻ワクチン
が有望である．毎年流行する季節性のインフルエンザに対しても，さらに流行す

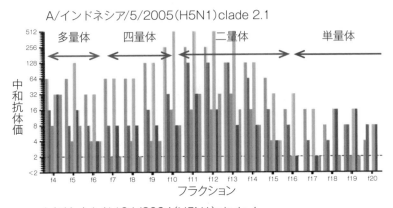

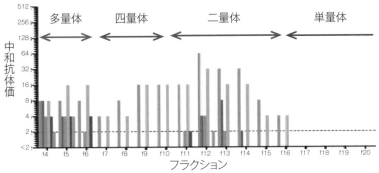

図4-6-2 H5N1経鼻ワクチンにより誘導される鼻腔内抗体の中和能の比較

インドネシア株H5N1の経鼻ワクチンを接種したときの鼻腔洗浄液を抗体の大きさにより分取しそれぞれのフラクションにおけるH5N1高病原性鳥インフルエンザウイルスに対する中和抗体価を測定した. ワクチン株と相同のインドネシア株に対してはすべてのフラクションにおいて中和抗体価が認められたが, 抗原性の異なるベトナム株に対しては二量体以上の多量体化IgA抗体を含むフラクションにのみ中和抗体価が認められた.

（文献5）より改変）

　るウイルスの予測が不可能なパンデミックに対しても粘膜免疫の有利な点を利用した経鼻インフルエンザワクチンの効果は高いと考えられる. また, その効果の高さが四量体をはじめとする分泌型の多量体型IgA抗体によることが, 科学的に明らかとなった. インフルエンザウイルスの自然感染時に起こる事象を解析す

ることにより，その生体応答を利用し安全で効果的な防御が可能になる．経鼻粘膜投与型インフルエンザワクチンは生体のメカニズムを利用した新しい感染防御手段となることが期待され，その効果は特に流行株の予測が不可能な新型インフルエンザに対して高いことが期待される．インフルエンザワクチンの課題を克服するために，経鼻不活化インフルエンザワクチンの早期の実用化が待たれるところである．

文献

1) Renegar KB, Small Jr PA, Boykins LG, Wright PF : Role of IgA versus IgG in the control of influenza viral infection in the murine respiratory tract. J Immunol, 173(3) : 1978-1986, 2004.
2) Brandtzaeg P : Induction of secretory immunity and memory at mucosal surfaces. Vaccine, 25(30) : 5467-5484, 2007.
3) Ainai A, et al. : Characterization of neutralizing antibodies in adults after intranasal vaccination with an inactivated influenza vaccine. J Med Virol, 84(2) : 336-344, 2012.
4) Ainai A, et al. : Intranasal vaccination with an inactivated whole influenza virus vaccine induces strong antibody responses in serum and nasal mucus of healthy adults. Hum Vaccin Immunother, 9(9) : 1962-1970, 2013.
5) Suzuki T, Kawaguchi A, Ainai A, Tamura S, Ito R, Multihartina P, Setiawaty V, Pangesti KN, Odagiri T, Tashiro M, Hasegawa H : Relationship of the quaternary structure of human secretory IgA to neutralization of influenza virus. Proc Natl Acad Sci U S A, 112 (25) : 7809-7814, 2015.

（長谷川秀樹）

7

B 型肝炎

撲滅に向けた病態解明と治療法の進歩

1 | HBV 感染症の疫学

　B 型肝炎は世界最大級の感染症である．WHO によると 2019 年には 2 億 9,600 万人が B 型肝炎ウイルス *Hepatitis B virus*（HBV）の慢性感染者であり，毎年 150 万人が新たに感染していると推定されている[1]．2002 年時点での HBV 持続感染者は 3 億 5,000 万人と推計されていたので，減少傾向にある．この減少は，世界各国で進められている出生時を含む幼児期のユニバーサル B 型肝炎ワクチン（HB ワクチン）投与による新規 HBV 持続感染者の減少が貢献していると考えられる．HBV 感染には地域差が存在しており，WHO 西太平洋地域と WHO アフリカ地域で最も感染率が高く，それぞれ 1 億 1,600 万人と 8,100 万人が慢性感染である．また，WHO 東地中海地域では 6,000 万人，WHO 東南アジア地域では 1,800 万人，WHO ヨーロッパ地域では 1,400 万人，WHO アメリカ地域では 500 万人が感染している[1]．2019 年の B 型肝炎による死亡者数は推定 82 万人で，その大半は肝硬変と肝細胞癌（原発性肝癌）によるものである[1]．

　世界規模での HBV，C 型肝炎ウイルス *Hepatitis C virus*（HCV）持続感染者数の減少傾向が認められたため，2016 年 5 月の WHO 世界保健総会において，「ウイルス性肝炎部門の世界保健戦略 2016 − 2020」が採択され，2030 年までに新たなウイルス性肝炎感染を 90%，ウイルス性肝炎による死亡を 65% 減らすという目標 Elimination が掲げられた．現在，世界各国での取り組みが進行している．

　わが国における HBV 持続陽性者は 2015 年時点で 110 〜 120 万人と推計されている．初回献血者集団における HBs 抗原陽性率は，若年層で極めて低く 60 〜 70 歳代で高い．一般住民検診における HBs 抗原陽性率は，2010 年度は 0.97% であったが，2018 年度は 0.59% まで低下している．人口動態調査に基づく統計資料によると，肝癌死亡者数は 2002 年に 3 万 4,637 人とピークを示したが，その

後減少に転じており，2015 年時点で 2 万 9,000 人強である．肝癌合併肝硬変患者
の病因別内訳では，HCV 関連肝癌の減少と非 B 非 C 型肝癌の増加が顕著である
一方，HBV 関連肝癌合併肝硬変は 11 〜 14％で推移している．わが国における
B 型肝炎は，依然として肝癌防止対策としても重要である．

2 | HBV の構造と感染・複製機構の解明と治療の進歩

HBV のゲノム構造が明らかにされ，HBV の感染受容体としてナトリウムタウ
ロコール酸共輸送体 sodium-taurocholate contrasporter（NTCP）が同定された
ことで，HBV の生活環が明らかにされた．HBV はゲノムサイズ 3.2 kb の不完全
二本鎖の環状 DNA ウイルスであり，感染粒子は直径 42 nm の Dane 粒子である．
HBV ゲノムからコア抗原（HBc，HBe），ポリメラーゼ，S 抗原（HBs，large S，
middle S，small S を含む），X 抗原の 4 種類の遺伝子産物が生成される．ウイル
スゲノムはヌクレオカプシドで包まれており，S 抗原で構成される外殻で覆わ
れる．

HBV の感染は肝細胞表面のヘパラン硫酸プロテオグリカンを足掛かりに，
Pre-S1 タンパクが NTCP に接着して細胞内に侵入する．細胞内侵入後はウイル
スカプシドが放出されて核に移行し，核内でウイルス DNA がリリースされる．
核内では relaxed circular DNA（rcDNA）が covalently closed circular DNA
（cccDNA）に変換されて mini-chromosome として存在し，ウイルス RNA の鋳
型となる．ウイルス RNA は細胞質に移行し，ウイルスタンパクに翻訳される．
ウイルスポリメラーゼと一緒に pregenomic RNA（pgRNA）はヌクレオカプシ
ド内に入り，逆転写反応によって rcDNA がつくられる．その後，ヌクレオカプ
シドはエンベロープタンパクに包まれてビリオンとして放出されるか，再び核に
移行して cccDNA の供給源となる．double stranded linear DNA（dslDNA）を
もつヌクレオカプシドは，ゲノムに組み込まれて dslDNA の基になるか，不完
全なビリオンとして放出される（図 4-7-1）．

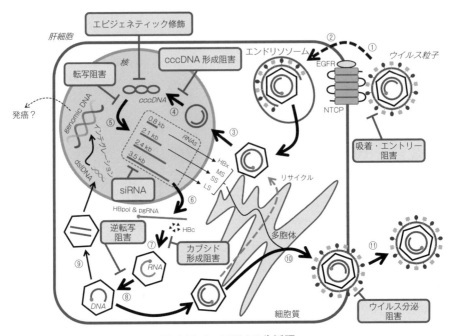

図 4-7-1　HBV の生活環

①②③吸着・侵入・核内移行
　HBV が NTCP に吸着することにより細胞内へ侵入する．HBV は細胞質，核内へと移行するにつれてエンベロープタンパクとヌクレオカプシドから脱核する．
④鋳型形成
　HBV が核内に移行するに伴い，rcDNA は cccDNA へと変換される．
⑤⑥転写・翻訳
　cccDNA を鋳型として4種類の転写産物が産生され，細胞質内へと移行する．3.5 kb の転写産物（pgRNA）から HBc，HBe，HBpol が翻訳される．2.4 kb の転写産物から LS が，2.1kb の転写産物からは MS, SS が翻訳される．0.8 kb からは HBx が翻訳される．
⑦⑧パッケージング・逆転写（DNA 合成）
　HBpol が pgRNA の ε 構造に結合することにより，HBpol と pgRNA は HBc から生成されるヌクレオカプシドにパッケージングされる．この中で pgRNA を鋳型としてマイナス鎖の HBV RNA が生成される．pgRNA は HBV RNA の生成に伴い HBpol がもつ RNase 活性により分解される．さらにマイナス鎖の HBV RNA を鋳型としてプラス鎖の HBV DNA が生成されるが，この過程は途中で停止する．
⑨⑩⑪リサイクル・エンベロープ・放出
　不完全二本鎖である rcDNA を含むヌクレオカプシドの一部はリサイクルされ cccDNA の合成に再利用される．のこりの rcDNA 含有ヌクレオカプシドは HBs によりエンベロープ化され Dane 粒子として細胞外へ放出される．エンベロープ化の開始には LS の PreS1 領域とヌクレオカプシドの結合が必要であり，エンベロープには LS, MS, SS 3 種類すべての HBs が含まれる．
　ウイルス複製阻害薬として開発中の薬剤の主な標的を示す．

　B型慢性肝炎・肝硬変患者における治療目標は，HBVの複製抑制により肝炎を鎮静化し，肝癌の発症を抑止することである．抗HBV治療としてペグインターフェロンα（Peg-IFN-α）と核酸アナログを適切に使用することが推奨されている．IFNは免疫活性を増強するとともに，cccDNAを分解するなど種々のステップで抗HBV作用を発揮する．一方，核酸アナログは逆転写反応を阻害して新規ウイルスDNAの産生を抑えウイルス複製を抑制するが，cccDNAの排除はできない．またcccDNAからのウイルスRNAやHBs抗原などのウイルスタンパクの産生も抑えられない．肝癌の抑制を目指すためには，HBs抗原の陰性化（functional cure）を達成する必要があるが，HBs抗原の陰性化率はPeg-IFN-αで11%（治療終了後3年），核酸アナログでは0.7〜3.2%（治療開始後1年）である．副作用が少なく，高率にHBs抗原の陰性化を達成できる新規治療薬の開発が望まれており，世界的にさまざまな治験が進行中である．

3 | 新規B型肝炎治療薬の開発

　HBV生活環の解明が進み，HBVの感染・複製，粒子放出過程のさまざまなステップを標的とした治療薬が開発されている．開発の早い段階で中止になった薬剤は多いが，2021年11月時点で治験成績が報告されている主な薬剤は，①HBVの肝細胞への侵入過程阻害薬（Myrcludex B等），②cccDNAからウイルスRNAへの逆転写阻害薬，③cccDNAのエピジェネティック修飾薬，3）HBV粒子形成から放出過程阻害薬（カプシド形成阻害薬，核酸ポリマー等）などである（図4-7-1）．核酸アナログ，Peg-IFN-αとの併用の治験成績等が報告されており，一部の薬剤ではHBs抗原減少効果を認めている．

| 4 | B型肝炎患者の免疫病態の解明と免疫作動薬の開発 |

cccDNA を排除する効果的な方法は，免疫細胞による HBV 感染肝細胞の排除である．成人の急性感染における治癒率は 95％であるのに対し，慢性肝炎患者の治癒率は著明に低い．両病態間における免疫応答の比較解析は，Functional cure（HBs 抗原陰性化）を得るための重要な手がかりとなる．

HBV 初感染時の肝炎期においては，HBV 特異的 CD4$^+$T 細胞の早期のプライミングに続いて HBV 特異的 CD8$^+$T 細胞による細胞傷害性機序と IFN-γ，TNF-α 産生による非細胞傷害性機序でウイルスを排除する．回復期には HBV 特異的 B 細胞応答により十分量の HBs 抗体が産生されることで，循環する微量な HBs 抗原を中和し HBV 治癒に寄与する．

筆者らは B 型急性肝炎治癒症例の解析から，肝炎発症期にトリプトファン代謝酵素 indoleamine-2, 3-dioxygenase（IDO）が高発現し，肝炎の鎮静化と早期の HBV 複製抑制に関与していることを明らかにした[2]．また，B 型急性肝炎，シークエンシャル療法（核酸アナログと Peg-IFN-α）を受けた B 型慢性肝炎患者において HBs 抗原陰性化達成に，CXCL9 などのケモカインと IL-21 の誘導が重要であることを見いだした[3]．IL-21 は濾胞性ヘルパー T 細胞から産生され，B 細胞の抗体産生細胞への成熟や HBV 特異的 CD8$^+$T 細胞の機能改善に寄与することも報告されており，HBV 制御を目指した治療法開発の上で重要な因子である．

前述の HBV 感染・複製に関与する分子を標的とした創薬に加えて，自然免疫系を活性化する免疫作動薬の開発も精力的に行われている．RIG-I アゴニストは細胞内センサーである RIG-I を刺激し IFN を誘導するが，開発早期段階で有害事象（肝障害等）のため開発中止になった．TLR7 アゴニストは主に形質細胞様樹状細胞と B 細胞に作用し，IFN 産生誘導を介して免疫系を活性化する．核酸アナログ投与中の B 型慢性肝炎患者を対象として TLR7 アゴニスト（GS-9620）の第Ⅱ相試験の結果が報告された．NK 細胞，T 細胞の活性化は認められたが，HBs 抗原の減少効果は認められなかった．TLR8 アゴニストの治験も実施されて

おり，結果が待たれる．今後は HBV 複製阻害薬と免疫作動薬の併用など，HBs 抗原陰性化効果を高める工夫も必要であろう．

5 │ HB ワクチンの貢献

　HBV の持続感染の多くは乳幼児期に感染することで成立するため，HBV 陽性妊婦からの出産時の垂直感染の防止と，乳幼児期におけるあらゆる世代からの水平感染を防止することが次世代の HBV 持続感染者を減少させる有効な方法である．HBV 感染症はワクチンで予防可能な疾病 vaccine preventable disease（VPD）の一つであり，WHO は B 型肝炎（HB）ワクチンをすべての新生児に接種するユニバーサルワクチネーションを 1992 年に勧告している．2016 年の時点では世界の約 97％にあたる 186 カ国が定期接種化を行っており，新規感染が制御された結果，感染者数も減少してきていた[1]．

1 │ わが国における HB ワクチン政策

　わが国ではワクチンによる副反応報告が相次いだこともあり，国民のワクチンに対する信頼が失墜し，1990 年代に入ってからは，国内で流通しているワクチンが諸外国と比較して少ない，いわゆるワクチンギャップと呼ばれる状況が続いていた．その後，時間の経過とともに，VPD によって重大な後遺症や死亡することがあってはならないとの認識が広まり，ワクチンギャップ解消の動きがみられるようになった．

　1972 年より日赤献血スクリーニングに HBs 抗原が追加され，1997 年以降は血液製剤の核酸増幅検査 nucleic acid amplification test（NAT）も導入された．1980 年代からは母子感染防止事業が開始され，HBs 抗原陽性の母親からの感染対策が中心に行われてきた．母子感染予防事業では，出生後 12 時間以内に B 型肝炎免疫グロブリン（HBIG）とワクチン接種を行い，さらに初回接種から 1，6

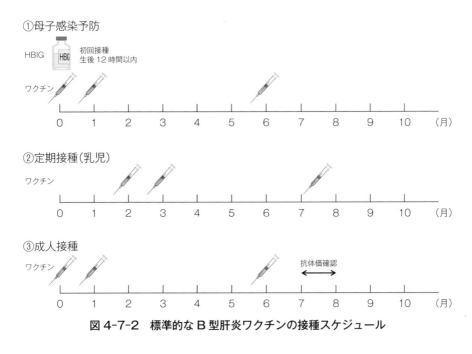

①母子感染予防

HBIG　HBIG　初回接種
生後 12 時間以内

ワクチン

0　1　2　3　4　5　6　7　8　9　10　（月）

②定期接種（乳児）

ワクチン

0　1　2　3　4　5　6　7　8　9　10　（月）

③成人接種

ワクチン　　　　　　　　　　　　　　　　抗体価確認

0　1　2　3　4　5　6　7　8　9　10　（月）

図 4-7-2　標準的な B 型肝炎ワクチンの接種スケジュール

カ月後にワクチン接種を行う（図 4-7-2 ①）．これにより 90％以上の垂直感染を予防することが可能となり，HBV キャリアの発生は劇的に減少，小児の HBs 抗原陽性率は 0.02％と大きく低下した．しかし，この方法では幼少期の水平感染を予防することができないことや，社会生活の変化に伴う性感染症としての HBV 感染の増加などの新たな問題点も指摘されるようになった．HB ワクチンについては，2012 年には医学的観点からは広く接種を推進することが望ましいと見直しがなされ，接種対象者やスケジュールなどについて検討が重ねられた結果，2016 年 10 月に定期接種化が開始された．接種方法は，母子感染防止事業や成人のスケジュールとは異なり，生後 2，3，7 〜 8 カ月に接種を行っている（図 4-7-2 ②）．

2 | 成人に対する HB ワクチン

　国立感染症研究所による 2006 年 4 月〜 2015 年 12 月までに診断・報告された 1,933 例の B 型急性肝炎の感染経路の解析（複数回答含む）では，性的接触が約 7 割を占め，その他針等鋭利なものの刺入，血液製剤，母子感染，静注薬物常用などがあげられているが，原因不明も 28% 存在していた．わが国は欧米諸国と同様，感染頻度 2% 以下の低頻度国に分類されており，日常生活における感染リスクは高くはない．しかし，近年の生活の欧米化や HBV キャリア率が 8% を超えるような高頻度国からも旅行者が増加する可能性があり，感染機会が低下しているとはいえない．また，HBV 遺伝子型の違いにより，慢性化率が異なることが報告され，近年国内でも増加している欧米型（genotype A）の慢性化率の高さを考慮すると HBs 抗体をもたない小児・成人においても HB ワクチン接種を行い，より積極的に感染拡大防止に努めることが必要である．

　近親者に HBV 感染患者がいる場合や，血液製剤を使用する頻度が高い患者，さらに維持透析患者などの血液曝露の頻度が高い場合には積極的なワクチン接種が必要である．任意接種（図 4-7-2 ③）として行われているため拘束力はない．

3 | HB ワクチンの今後の課題

　HB ワクチンを成人に接種した場合，その約 1 割は抗体を誘導することができない（ワクチン不応答）．年齢（40 歳以上），男性，肥満，HLA 遺伝子型などが抗体獲得に寄与する因子である．また，HIV 感染や肝硬変，維持透析患者などの免疫能が低下している患者では，抗体獲得率が低下する．

　ワクチン接種により獲得した HBs 抗体価は，多くの症例で経時的に低下すると考えられている．出生児にワクチン接種をされている国々からの報告では，30 年以上経過しても，少なくともワクチンに対して応答することが確認されており，現時点においては健康成人については再接種不要と考えられている．しかし，わが国においては医療従事者を中心に抗体消失症例に対して再接種も行われている．

筆者らの検討では，初回ワクチン接種時に高抗体価（anti-HBs> 100 mIU/mL）を獲得することが長期の抗体維持に寄与していた．さらに抗体消失時に再接種を行うことにより，初回より有意に高い抗体価が誘導されていたことから[4]，成人においては再接種が有効である可能性があり，今後さらに検証が必要である．

　HBワクチン接種によるHBs抗体獲得とその維持機構には，多くの免疫細胞・因子が寄与すると考えられている．筆者らはワクチン接種前後の末梢血中の免疫細胞・血清タンパクを解析し，濾胞性T細胞や抗体産生細胞の活性化が十分誘導されることが抗体獲得・維持に重要であることを見いだした[4]．また，長期維持に寄与する高抗体価の獲得には，接種前のIFN-γが有意に相関していることから，アジュバント等で接種前の免疫環境を調整し高抗体価を誘導することで，結果的に抗体の長期維持につながる可能性が示唆された[4]．

6　ウイルス肝炎政策の重要性

　B型肝炎，C型肝炎などのウイルス性慢性肝炎は，放置すると肝硬変や肝癌へ進行する危険性がある．一方，進行した病態になるまで症状に乏しく，肝炎患者が感染に気づかないことや感染を知っても受療の必要性を感じないことなどもある．すべての国民が一生に一度は肝炎ウイルス検査を受けて早期に感染の有無を確認すること，そして検査で発見された肝炎患者が適切な医療を受けることは極めて重要である．

　厚生労働省は2008年度から肝炎総合対策の5本柱（①肝疾患治療の促進，②肝炎ウイルス検査と重症化予防の推進，③地域における肝疾患診療連携体制の強化，④国民に対する正しい知識の普及，⑤研究の推進）を実施している．2010年には「肝炎対策基本法」が施行され，同法に基づき2011年に「肝炎対策基本指針」が策定された[5]．2016年に改正された基本指針では，肝硬変または肝癌への移行者を減らすことを目標とし，肝癌の罹患率を減少させることを指標としている．わが国のウイルス肝炎対策は「肝炎対策基本法及び基本指針」に基づいて

実施されている．肝炎ウイルス検査費用助成，初回精密・定期検査費用助成，ウイルス肝炎治療，肝癌・重度肝硬変治療に対する医療費助成など，段階に応じた支援制度が整備されている[5]．わが国からB型肝炎，C型肝炎を撲滅するためには，国および地方自治体，肝炎情報センター，拠点病院，専門医療機関，かかりつけ医，肝炎医療コーディネーター等の連携を一層強化し，地域の実情に沿った肝炎対策を推し進めていく必要がある．

文 献

1) World Health Organization：Hepatitis B. 2022.（https://www.who.int/news-room/fact-sheets/detail/hepatitis-b）
2) Yoshio S, Sugiyama M, Shoji H, Mano Y, Mita E, Okamoto T, Matsuura Y, Okuno A, Takikawa O, Mizokami M, Kanto T：Indoleamine-2,3-Dioxygenase as an effector and an indicator of protective immune responses in patients with acute hepatitis B. Hepatology, 63(1)：83-94, 2016.
3) Yoshio S, Mano Y, Doi H, Shoji H, Shimagaki T, Sakamoto Y, Kawai H, Matsuda M, Mori T, Osawa Y, Korenaga M, Sugiyama M, Mizokami M, Mita E, Katayama K, Tanaka J, Kanto T：Cytokine and chemokine signatures associated with hepatitis B surface antigen loss in hepatitis B patients. JCI Insight, 3(20)：e122268, 2018.
4) Doi H, Yoshio S, Yoneyama K, Kawai H, Sakamoto Y, Shimagaki T, Aoki Y, Osawa Y, Yoshida H, Kanto T：Immune Determinants in the Acquisition and Maintenance of Antibody to Hepatitis B Surface Antigen in Adults After First-Time Hepatitis B Vaccination. Hepatol Commun, 3(6)：812-824, 2019.
5) Oza N, Isoda H, Ono T, Kanto T：Current activities and future directions of comprehensive hepatitis control measures in Japan：The supportive role of the Hepatitis Information Center in building a solid foundation. Hepatol Res, 47(6)：487-496, 2017.

（考藤達哉）

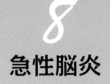

急性脳炎

減らない自然界の日本脳炎ウイルス

　「感染症の予防及び感染症の患者に対する医療に関する法律」（感染症法）の改正により，1999 年 4 月から急性脳炎は五類感染症定点把握対象疾患に導入され，基幹定点から毎週患者数が報告されるようになった．基幹定点とはベッド数 300床以上の内科および外科を標榜する病院（小児科医療と内科医療を提供しているもの）で，二次医療圏域ごとに 1 カ所以上が指定されており，全国に約 500 カ所存在する[1]．

　2003 年 11 月の法改正で，急性脳炎（以下，急性脳症を含む）は新興感染症や不明疾患を早期に把握する必要性から五類感染症全数把握対象疾患に変更となり，急性脳炎と臨床診断したすべての医師に対して，7 日以内に管轄の保健所に届出することが義務付けられた．また，五類感染症の急性脳炎では「除く」として記載されている，ウエストナイル脳炎，西部ウマ脳炎，ダニ媒介脳炎，東部ウマ脳炎，日本脳炎，ベネズエラウマ脳炎およびリフトバレー熱については，四類感染症全数把握対象疾患として，診断後ただちに管轄の保健所に届出することが義務付けられている．

1 　急性脳炎の国内発生動向

　1999 年 4 月〜 2021 年第 44 週（〜 2021 年 11 月 7 日）までの報告数（2020 年，2021 年は暫定値）を示す（図 4-8-1）．2003 年 11 月 4 日までは五類感染症基幹定点把握疾患，2003 年 11 月 5 日からは五類感染症全数把握疾患として毎週患者数が報告されている．基幹定点把握疾患であった 5 年間の定点あたり報告数は年間 0.21 〜 0.32 人でほぼ横ばいであった．2003 年 11 月 5 日から全数把握疾患となったが，開始当初はまだ報告が徹底されていなかったものの，2009 年に新型イン

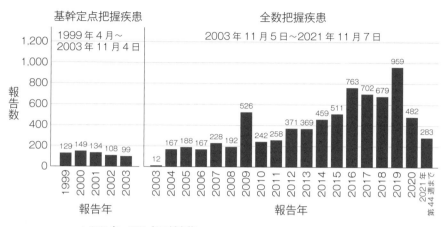

図 4-8-1　急性脳炎（脳症を含む）報告数（1999 年 4 月〜 2021 年第 44 週）

（国立感染症研究所：感染症発生動向調査年別報告数一覧（定点把握）.2013，発生動向調査年別報告数一覧（全数把握）.5 類感染症.2012 より作成）

フルエンザ（当時）のパンデミックが発生し，多数のインフルエンザ脳症が報告された（図 4-8-2）.

　厚生労働省からの事務連絡や厚生労働科学研究班からの依頼もあり，急性脳炎の原因病原体検索が実施されるようになった．また，本サーベイランスの認知度も上がったことなどから，報告数は年々増加傾向となり，2019 年はインフルエンザ脳症の報告数が多かったこともあり，報告制度開始以降では最多の報告数（959 人 / 年）となった（図 4-8-1）.

　2020 年以降は，新型コロナウイルス感染症（COVID-19）の流行で，多くの感染症の発生動向に変化がみられているが，急性脳炎・脳症についても同様で，2020 年および 2021 年の報告数は過去 5 年と比較して少なく，特にインフルエンザウイルス，ロタウイルス，エンテロウイルスによる急性脳炎・脳症症例の報告が減少した．2020/21 シーズン（2020 年 9 月〜 2021 年 8 月）のインフルエンザ脳症報告数は 0 人であった（図 4-8-2）.

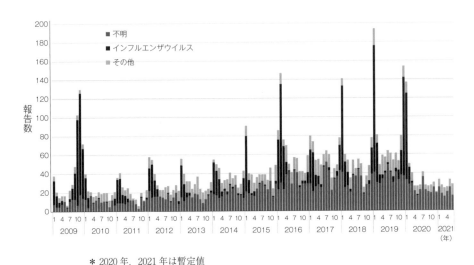

＊ 2020 年，2021 年は暫定値

図 4-8-2　原因病原体別の急性脳炎（脳症含む）報告数（2009 年～ 2021 年 6 月）

（国立感染症研究所：感染症発生動向調査週報.2021 より作成）

2 原因病原体検索の重要性

　原因病原体不明の急性脳炎・脳症症例から症状・所見とともに臨床検体を収集し，日本脳炎の鑑別を実施するとともに，急性脳炎・脳症の原因究明を目的として網羅的な病原体検索を行い，急性脳炎・脳症の実態解明に資することを目的として，2013 年度に厚生労働科学研究班が立ち上がった（研究代表者：多屋馨子）．2013 年当時，日本脳炎の報告数は毎年 10 人以下と少ないのに対し，急性脳炎は 150 ～ 250 人 / 年であり，多くは原因不明であった（図 4-8-2）．原因不明の急性脳炎・脳症の中に日本脳炎が紛れ込んでいる可能性から，原因検索の重要性が指摘されるようになった．

　厚生労働省からの事務連絡に基づき，感染症発生動向調査に基づいて保健所に届出された急性脳炎については，全国の地方衛生研究所（地衛研）で病原体検索が実施されているが，厚生労働科学研究費補助金新興・再興感染症及び予防接種

政策推進研究事業「急性弛緩性麻痺，急性脳炎・脳症等の神経疾患に関する網羅的病原体検索を含めた原因及び病態の究明，治療法の確立に資する臨床疫学研究（研究代表者：多屋馨子）」では，地衛研との連携を強化し，地衛研での検討で原因がみつからなかった，あるいは検索が実施されていない症例については，1人でも多くの原因究明につなげることに加えて，診断されていない日本脳炎およびダニ媒介脳炎の鑑別を目的として国立感染症研究所において網羅的な病原体遺伝子検索と日本脳炎ウイルスならびにダニ媒介脳炎ウイルスに対するIgM/IgG抗体価の測定を実施している．研究班に届けられた病原体不明急性脳炎の中から，日本脳炎ウイルス特異的IgM抗体の検出と，IgG抗体価の有意上昇，髄液から日本脳炎ウイルス遺伝子が検出された症例が1人みつかった．それ以外にも，研究班に届けられた病原体不明急性脳炎症例の約30％から急性脳炎の原因病原体として疑われる病原体遺伝子がみつかっている．

　病原体を明らかにするためには，急性期の臨床検体を小分けで凍結保存しておくことが極めて重要である．凍結融解を繰り返すことで，検出率が下がることから，小分けの凍結保存が最も重要となる．また，インフルエンザ脳症に代表されるように，血液や髄液から病原体が検出できない急性脳炎・脳症が多いことから，血液と髄液のみの凍結保存では，病原体解明につなげることは極めて困難である．急性期の5点セット（EDTA加血，髄液，呼吸器由来検体，便，尿）と急性期と回復期のペア血清を小分けでマイナス70℃以下に凍結保存しておくことが原因究明には最も重要である．

3　ウエストナイル脳炎，西部ウマ脳炎，ダニ媒介脳炎，東部ウマ脳炎，日本脳炎，ベネズエラウマ脳炎およびリフトバレー熱の発生動向

　ウエストナイル脳炎，西部ウマ脳炎，東部ウマ脳炎，ベネズエラウマ脳炎，リフトバレー熱の報告は現在までのところ認められていないが，ダニ媒介脳炎は2016年に1人，2017年に2人，2018年に1人報告された．一方，日本脳炎は毎

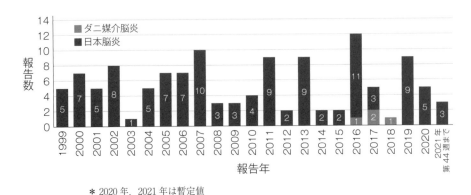

＊2020年，2021年は暫定値

図4-8-3　ダニ媒介脳炎，日本脳炎報告数（2009年～2021年6月）

（国立感染症研究所：感染症発生動向調査週報．2021，発生動向調査年別報告数一覧（全数把握）．4類感染症．2021 より作成）

年10人前後が報告されており，2018年はサーベイランス開始以降初めて0人/年の報告数であった（図4-8-3）．

　厚生労働省健康局結核感染症課が毎年度，全国の都道府県，都道府県衛生研究所，国立感染症研究所の協力により実施している感染症流行予測調査では，日本脳炎感染源調査として，ブタの抗体保有率を調べている．ブタは出生後1年経たない時期にと場に運ばれてくることから，そこで採血をして，日本脳炎ウイルスに対するHI抗体価の測定を実施している．その結果，毎年度，西日本を中心に高い抗体保有率が示されており，わが国では毎年，日本脳炎ウイルスが夏季を中心に存在していることが明らかとなっている[2]．海外，特に東南アジアを中心に，日本脳炎が大規模に流行している国々も存在することから，日本脳炎ワクチンの接種を継続するとともに，日本脳炎のサーベイランスは継続していくことが重要である．

　急性脳炎・脳症は，医療が発達した先進国においても，致命率の高い重篤な疾患である．サーベイランスを強化するとともに，1人でも多くの病原体不明脳炎・脳症の原因が明らかになることで，ワクチンの必要性や治療法の確立に貢献する

ことが期待される．今後も，全数把握疾患であることを医療関係者全員に周知するとともに，急性脳炎（脳症）サーベイランスを充実させ，急性期に適切な臨床検体の凍結小分け保存を実施し，病原体検索に努めることが重要である．急性脳炎のサーベイランスに関する情報については，厚生労働省と国立感染症研究所が毎月発行している病原微生物検出情報（IASR）の Vol.40（2019 年 6 月号）[3] が参考となる．

謝辞　急性脳炎症例の原因病原体検索ならびにサーベイランスの強化は，厚生労働科学研究費補助金新興・再興感染症および予防接種政策推進研究事業「急性弛緩性麻痺，急性脳炎・脳症等の神経疾患に関する網羅的病原体検索を含めた原因及び病態の究明，治療法の確立に資する臨床疫学研究（研究代表者：多屋馨子)」の一環として実施した．

　本研究班で急性脳炎・脳症に関する研究分担者ならびに研究協力者の先生方（藤本嗣人 氏，林 昌宏 氏，四宮博人 氏，原 誠 氏，八代将登 氏，細矢光亮 氏，前木孝洋 氏，花岡 希 氏，小長谷昌未 氏，三輪晴奈 氏，新橋玲子 氏，新井 智 氏）に深謝するとともに，全国の医療機関，保健所，地衛研の関係者の皆様に感謝申し上げます．

文献

1) 多屋馨子ほか：急性弛緩性麻痺，急性脳炎・脳症等の神経疾患に関する網羅的病原体検索を含めた原因及び病態の究明，治療法の確立に資する臨床疫学研究，2020 年度総括・分担研究報告書厚生労働科学研究費補助金新興・再興感染症及び予防接種政策推進研究事業．2021.

2) 国立感染症研究所：感染症流行予測調査．(https://www.niid.go.jp/niid/ja/yosoku-index.html)

3) 国立感染症研究所，厚生労働省健康局結核感染症課：病原微生物検出情報（IASR）急性脳炎特集号．2019.（https://www.niid.go.jp/niid/ja/iasr-vol40/8934-idx472.html)

（多屋馨子）

9
エキノコックス症

日本に常在する NTD の実体と課題

　WHO は顧みられない熱帯病 Neglected Tropical Disease（NTD）として，狂犬病やデング熱など 17 の疾患を示している．これらの疾患は，特に世界の熱帯地域の貧困層を中心に多くの国で蔓延しており，その対策が開発途上国における住民の健康を維持する上で重要な課題となっている．一方，熱帯地域ではなく，すでに先進国として疾病の解決のための役割を果たしているわが国でも，エキノコックス症という NTD が存在し，流行が拡大していることは，十分に知られているとはいえない．

　本項においては，わが国で流行しているエキノコックス症について，その感染症としての特徴，歴史，これまでになされた研究成果を概説し，NTD であるエキノコックス症研究のわが国の役割とこれからの課題について概説する．

1 エキノコックス症とその原因寄生虫

　本来，ヒト以外の動物を宿主とする寄生蠕虫であるエキノコックス *Echinococcus* spp. の幼虫が偶発的にヒトに感染，主として肝臓や脳に寄生し，その幼虫が無制限に増殖することで発症する疾患で，エキノコックス症もしくはその幼虫の形態から包虫症と呼ばれる．この寄生虫の生活環は，動物間で維持され，ヒトが関与していないことから，動物主体の人獣共通寄生虫症である．完治のための有効な薬剤が発見されておらず，外科的切除のみが有効な治療方法であることから，流行地域の住民の健康への脅威となっている．主たる原因寄生虫は単包条虫 *E. granulosus* と多包条虫 *E. multilocularis* である．前者が全世界に広く分布するのに対し，多包条虫はユーラシア大陸と北アメリカ大陸でのみ流行が認められている．わが国におけるエキノコックス症は後者の多包条虫による多包

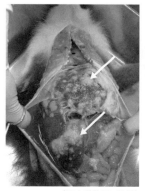

（円山動物園 提供）

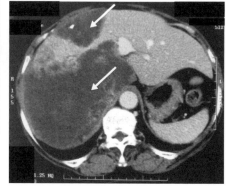

（北海道大学医学部 佐藤直樹先生 提供）

図4-9-1 多包虫症で死亡したダイアナモンキーとヒト多包虫症患者の CT画像

霊長類への感染が成立した場合，肝臓のみならず，脳や骨にも病巣を形成することがある．ヒトが発症した場合，治療をしないと90％が死に至る．

虫症であり，この寄生虫の虫卵をヒトや霊長類が経口的に取り込んだ場合，肝臓やその他の臓器で発育し，数〜十数年をかけて巨大化し臓器に障害を引き起こす（図4-9-1）．近年，ヨーロッパではこの寄生虫の分布地域の拡大が懸念されているが，わが国での流行は，もともとは存在せず，人為的に持ち込まれたキツネに感染していたものが起源であると考えられている[1]．

　成虫は条虫としては小形の寄生虫で，全長は3mm程度である．やや扁平で細長く，頭節には4つの吸盤とリング状に並んだ鉤をもつ．片節は成熟した虫体では3〜4個で，テニア科条虫の基本的な内部構造をもつ．終宿主動物はキツネやイヌなどのイヌ科の動物で，ネコの役割はないか，とても低い．幼虫はネズミ類の肝臓に寄生し，小さな袋で構成されたシストを形成する（図4-9-2）．

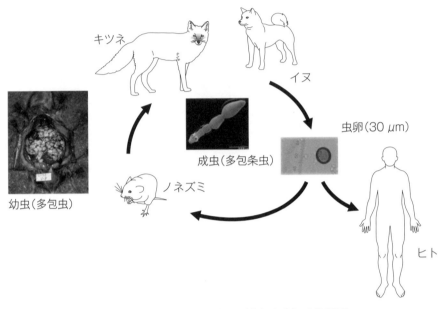

図4-9-2　エキノコックス（多包条虫）の生活環

成虫はキツネやイヌの消化管に寄生する小さな条虫である．糞便中に排出された虫卵が，中間宿主であるノネズミに経口的に取り込まれることにより，感染が成立する．取り込まれた虫卵はノネズミの消化管で孵化し六鉤幼虫となり消化管壁を通過する．六鉤幼虫は門脈を経由し肝臓にだどり着き，そこで包虫となり，袋を発育させ，内部に将来成虫の頭節となる原頭節を大量に産生し，終宿主動物に取り込まれるのを待つ．

2　日本での流行の歴史

　わが国における最初の多包虫症患者は 1926 年に宮城県で診断された．北海道では 1936 年に礼文島出身で小樽市在住の 28 歳の主婦が最初の患者であった．その後，礼文島島民から次々と患者が確認され，島内において感染が成立していることが予測された．1992 年までに礼文島関連の 131 人の患者が記録されたが，300 人程度の患者が存在したとの報告もある．この礼文島での感染は 1924 年から 1926 年にかけて，毛皮とノネズミ対策のために中部千島の新知（シムシル）島より持ち込まれたキツネに感染していたものが原因と考えられている．すなわち，

この寄生虫は意図せず人為的に持ち込まれた外来生物といえる.

　礼文島ではキツネ，イヌ，ネコ，などのすべての終宿主動物を処分することで流行を収束させたが，1965 年に北海道の本島にある根室市で，礼文島とは関連性のない多包虫症患者が発生し，その後の野生動物の調査により，北海道東部での流行が確認された．この流行は，根室市沿岸の小島に人為的に移入したキツネが結氷期に北海道本島に渡ったことが原因と推測されている．1965 年以降しばらくの間は，北海道東部に流行が限定されていたが，1980 年代後半には北海道全域で動物間の流行が確認されるに至った．一方，本州以南でも散発的な患者の発生があり，その多くが北海道での感染によるものと推定されたが，2005 年に埼玉県，2014 年に愛知県でイヌの多包条虫の感染が報告され，本州への分布域の拡大が示唆された．これらの報告は，感染したイヌの人為的な移動によるものが原因であることが考えられたが，愛知県のケースについては，感染を確認したイヌが野犬であり，本州での定着が危惧されている．

　北海道（行政）は，患者を認定しその発生状況を公表するとともに，毎年，有害駆除等で捕獲されるキツネについて解剖検査を行ってその感染率を公表し，本虫の流行状況を明らかにしている．1966 〜 2017 年までの，キツネの感染率の推移と毎年の新規患者数を図に示す（図 4-9-3）．毎年 40％のキツネの感染が確認され，20 人前後の新規患者が報告されている状況が続いている．

3　日本で遂行された研究と対策

　世界的にも問題となっている包虫症であるが，わが国での研究が推進されたのは，前述の北海道，礼文島での集団感染において，多くの住民が亡くなったことがきっかけであった．その後の北海道東部での流行，そして，北海道全域での流行に至る過程で，北海道（行政）が主体となって対策のための組織（対策協議会）を発足し，大学，研究所，行政機関と連携，協力を得ながら，ヒトおよび動物の診断方法の開発や，この寄生虫の生物学的な性状の研究，そしてコントロール方

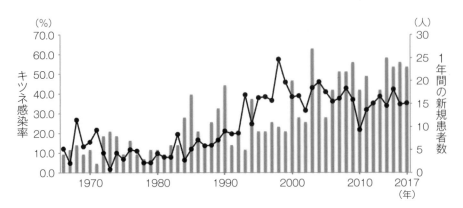

図4-9-3　北海道の多包虫症のキツネの多包条虫感染率と1年間の新規患者数の変動
折れ線グラフはキツネの感染率（%），棒グラフは新規患者数（人）を示す．近年，北海道全域のキツネの30〜40%が本虫に感染していることが確認され，毎年20人前後の新規患者が報告されている．
（北海道保健福祉部）

　法の検討などが進められ，現在に至っている[1]．

　礼文島では，当時，多包虫症ならびに多包条虫の生物学的な性状について十分な情報がない状況で，限られた情報を基に住民検診を行うとともに，上水の整備や衛生教育を行った．最終的に，島内のすべての終宿主動物およびその可能性のある動物（イヌ，ネコ，キツネ，他）の殺処分と飼育の制限により，本虫の流行の完全な収束を得た．このコントロール対策は，島という限定した状況の中であったために可能な対策であった．しかしながら，前述のように，その後の北海道本島での流行拡大では，礼文島のような終宿主動物の完全な駆除対策は適用できず，対策のための研究は，ヒトの血清診断による早期発見技術の開発と，駆除に変わる動物対策の大きく2つの方向で進められた．

1 ｜ ヒトの血清診断法の開発

　有効な薬剤が開発されていない本症では，早期発見による外科的な早期切除が有効であり，早期発見のためのマススクリーニング検査の必要性から，血液検査

による診断方法が開発された．北海道立衛生研究所および，旭川医科大学寄生虫学講座で ELISA（enzyme-linked immunosorbent assay）法や WB（Western blotting）法などの血清診断が開発され，検査が行われ，現在も流行地域での集団検診に利用されている．

2 | 動物対策

　流行状況を把握するための動物対策としては，前述のように，北海道ではキツネの有害駆除や交通事故死体を用いた検体を用いた解剖検査を行うことで，北海道の流行状況が示されている（図 4-9-3）．しかしながら，終宿主動物の解剖検査は，安全に解剖を行う特殊な施設が必要なことと，宿主の捕獲や検体の収集が必要なこと等の制約があった．北海道大学獣医学部が中心となって，腸管に寄生する成虫から分泌される特異抗原（coproantigen）の検出方法が確立され，大量の糞便材料を用いた感染状況の把握に用いることが可能となった[2]．また，糞便中に排出される成虫の虫体や虫卵の遺伝子（copro-DNA）を検出する方法が開発された．遺伝子による検査が可能となったことで，より精度の高い感染状況が把握でき，飼い犬の診断に用いられている．

　一方，1980 年代にヨーロッパのキツネの狂犬病対策としてワクチンを入れたニワトリの頭を撒布するという方法が紹介された．野生のキツネに対して，感染症をコントロールすることは魅力的な試みであった．多包条虫の性質（プレパテントピリオド（感染から虫卵を排出するまでの期間）が約 4 週）と，腸管寄生の排除に劇的な効果がある薬剤のプラジカンテルを利用して，野生のキツネに駆虫薬を入れた餌（ベイト）を定期的に撒布することで，感染を抑制することがドイツで実証された．北海道でも同様な試験が試みられ，撒布地域のキツネの感染率を有意に下げることや，野外で採取されたキツネの糞便中の虫卵が減少することが明らかにされた．このベイト散布は，現在も北海道の複数の市町村で継続され，地域住民の感染リスクの軽減が行われているが，市町村や地域の判断で行われており，散布地域の拡大については課題がのこっている．しかしながら，公園や大

学などの公共施設で，キツネの生息が認められる比較的狭い場所での本法の適用
は，感染リスクの軽減に有効であると考えられている．

4 ｜ のこされた課題

　わが国において，ヒトでの流行が散発的に抑えられていることは，国内外の研
究によって得られた科学的情報が，行政機関やメディアを通じて，住民に周知さ
れ，リスクが正しく認識されていることが主たる理由と考える．北海道（行政）
が主体となって研究機関の協力を仰いで対策を行ってきたことが，現在の患者の
発生の抑制につながっていると考えるのは妥当である．しかしながら，野生動物
間での継続的で高度な流行があり，本州への流行拡大の兆候が認められているこ
と，毎年20人を超える新規患者が発生していること，本症に有効な治療薬がな
いことは，本症が解決済みの疾病ではないことを示している．"本症対策のゴール"
は，住民が決めるべきものであり，研究者の間でも共通の回答をもっているとは
いえない．撲滅をゴールにすべきか，共存をゴールにすべきか，その点を踏まえ
て，これから進められるべき研究課題について述べる．

1 ｜ 外来種としてのエキノコックスの完全な撲滅へのアプローチ

　日本住血吸虫の例をあげるまでもなく，流行の撲滅は魅力的なアイデアであり，
目標とすべきものである．特にわが国には，"人為的に移入してしまった外来種"
といえるこの寄生虫を排除する試みは，さらに検討を加える価値がある．前述の
ように，礼文島での終宿主動物の完全な駆除による撲滅方法は適用できない．市
町村レベルや公園や公共施設での感染を予防するための，キツネに対する定期的
な駆虫薬の散布は，その地域の感染リスクを軽減することは明らかであるが，流
行地域全域（例えば北海道全域）へのこの方法の適用について，十分に検討され，
結論が得られているとはいえない．北海道の流行がオーバーフローするように本

州へ拡大していることが予測される現状では，そのリスクを下げるためにも，北海道の野生動物のコントロールは必要と思われる．すでに効果が明らかになっている中間宿主動物に対するワクチンや，腸管に寄生する成虫に対する成虫の排除機構についての研究[3]（終宿主ワクチン）は，定期的な駆虫薬散布によるコントロールを補強する方法につながると考えられる．

2 │ 共存を前提とした対策への研究

　一方，撲滅の困難を予測し，共存を前提としたゴールの設定もまた重要である．北海道全域で個体数が数万ともいわれるキツネの 40％がこの寄生虫を保有し虫卵で環境を汚染しているにもかかわらず，ヒトの患者が毎年 20 人前後であるという事実は，本症の研究の方向性を考える上でとても重要である．この寄生虫は，ヒトへの感染がその寄生虫の維持に関与していない人獣共通感染症である．すなわち，ヒトへの感染は寄生虫にとっても合目的的なものではなく，偶発的なものである．このことが感染の成立に影響しているのではないだろうか．ヒトへの感染は本来抑制的なものであるかもしれない．このように考えると，今，共存を前提とした場合，遂行しなければならない研究は明確になる．それは偶発的な感染が大きなダメージとならない効果的な治療薬の開発と，ヒトへの感染成立の宿主側の要因の解析である．宿主側の要因を解析するためのさまざまな技術が開発されてきているが，感染要因の検証には実験的な検討が必須となる．1986 年に北海道立衛生研究所にエキノコックスの感染実験施設が設置された．これまで，この施設を用いて，北海道で分離したこの寄生虫を継代し，生物学的な性状を明らかにする実験や，ワクチン開発などに関する検討が行われてきた．治療薬の開発と感受性に関する実験的検討を進めることで，この疾病との共存の可能性が明らかになる．すでにいくつかの研究が始められている[4,5]が，多くの意欲のある研究者の参加が望まれる．

　野生動物の関与する疾病のコントロールには，ヒト，動物，そして環境を考慮した対策法の構築が必要であり，このことは，それらを総合的に守るというワン

ヘルスの概念に合致する．このようなゴールを設定した研究により，わが国のみ
ならず，世界に広がるエキノコックス症に，日本発の解決策を提示することがで
きるものと確信している．

文 献

1) 八木欣平：北海道のエキノコックス症対策：行政の取り組みについて．北海道衛研所報，
   67, 1-7, 2017.
2) Nonaka N, et al.：Time course of coproantigen excretion in *Echinococcus multilocularis*
   infections in foxes and an alternative definitive host, golden hamsters. Int J Parasitol, 26
   (11)：1271-1278, 1996.
3) Kouguchi H, et al.：Characterization of a surface glycoprotein from *Echinococcus*
   multilocularis and its mucosal vaccine potential in dogs. PLoS One, 8(7)：e69821, 2013.
4) Enkai S, et al.：In vivo efficacy of combination therapy with albendazole and atovaquone
   against primary hydatid cysts in mice. Eur J Clin Microbiol Infect Dis, 40(9)：1815-1820,
   2021.
5) Nakao R, et al.：Identification of genetic loci affecting the establishment and development
   of *Echinococcus multilocularis* larvae in mice Int J Parasitol, 41(11)：1121-1128, 2011.

（八木欣平）

10 愛玩動物由来感染症

ペットから感染する病気も意外と多いんです

1 愛玩動物との関係

かつて愛玩動物（ペット）といえばイヌ，ネコ，小鳥，観賞魚を指していた．しかし，近年は，エキゾチックペットであるサル類，げっ歯目，インコ・オウム，爬虫類，両生類など，多種類の動物が飼育されている．最も身近なイヌ・ネコは，ペットフード協会の調査によると，2021年にはイヌが約711万頭，ネコが約895万頭と数多く飼育され，高齢者世帯でも依然高い飼育率を示している．また，近年のヒトと動物のつきあい方の質的変化（ペットからコンパニオン・アニマルへ）は，より濃密な関係をもたらしている．一般的に感染症は，距離が近いほど感染リスクは高まり，また，ホストの免疫状態が低下すればするほど易感染性となり，かつ重症化しやすい．免疫状態が低下する高齢も感染症の重要なリスク因子であるが，近年の社会の高齢化の進展を考えると，愛玩動物由来感染症は，早急に対策を講じておくべき公衆衛生上の問題である．

2 愛玩動物由来感染症の現状と問題点

国内で起こりうる愛玩動物由来感染症を表4-10-1に示した．数多い中で，実は，パスツレラ症やネコひっかき病など，身近な動物による感染症法に指定されていない愛玩動物由来感染症のほうが，むしろ患者も多く無視できない．また，細菌や寄生虫感染症が多く，ウイルス感染症は少ない．動物由来ウイルス感染症には，マールブルグ病，ラッサ熱，サル痘，ハンタウイルス肺症候群，狂犬病など，重篤なものが知られているが，これらの感染源動物は，現在，輸入検疫，輸入禁止，輸入届出制度の対象になっている．かつて日本国内でも流行していた代表的なも

表4-10-1　愛玩動物由来感染症と感染源動物

病原微生物	病名	感染症法	愛玩動物				
			イヌ	ネコ	鳥類	ウサギ・げっ歯目	は虫類・両生類
ウイルス	重症熱性血小板減少症候群	四類	○	○			
	狂犬病1)	四類	○	○		○	
	腎症候性出血熱1)	四類				○	
	リンパ球性脈絡髄膜炎1)	四類				○	
	新型コロナウイルス感染症2)	新型3)	○	○		○	
リケッチア・クラミジア	オウム病	四類			○		
	Q熱	四類	○	○	○	○	
	日本紅斑熱	四類	○	○			
細菌	パスツレラ症	—	○	○			
	ネコひっかき病	—	○	○			
	カプノサイトファーガ症	—	○	○			
	ブルセラ症	四類	○	○			
	コリネバクテリウム・ウルセランス感染症	—	○	○			
	サルモネラ症	—	○	○	○	○	○
	エルシニア症	—	○	○	○	○	○
	カンピロバクター症	—	○	○	○	○	
	レプトスピラ症	四類	○	○		○	
	鼠咬症	—				○	
	ライム病	四類	○			○	
	野兎病	四類		○		○	
	非結核性抗酸菌	—				○	
	結核2)	二類	○	○			
	ペスト1)	一類	○	○		○	
真菌	クリプトコックス症	(五類4))			○		
	皮膚糸状菌症	—	○	○		○	
	スポロトリコーシス症2)	—	○	○	○		
原虫	クリプトスポリジウム症	五類	○	○		○	
	トキソプラズマ症	—		○			
寄生虫	エキノコックス症	四類	○				
	ウリザネ条虫症	—	○	○			
	イヌ糸状虫症	—	○	○			
	イヌ・ネコ回虫症	—	○	○			
	イヌ・ネコ鉤虫症	—	○	○			
	ジアルジア	五類	○	○		○	
	東洋眼虫症	—	○				
	疥癬	—	○			○	

1)：現在国内感染のないもの
2)：報告のほとんどが動物由来以外．ただし，再帰性感染症としてのリスクがあることから記載
3)：新型インフルエンザ等感染症
4)：五類は播種性クリプトコックス症の場合

のとして狂犬病があるが，動物対策が功を奏し，現在，国内には狂犬病に感染している動物は確認されていない．極めてまれに報告される患者は，いずれも海外で感染した輸入症例であり，現在，国内感染のリスクは限りなくゼロに近い．

　動物からヒトへの病原体の伝播は距離が近いほど容易になるので，古くから関係が親密なイヌ・ネコも，実は注意が必要な動物であり，多くの感染症の感染源となる．また，国内繁殖が多くなったが，元来，野生動物であったエキゾチックペットは，つきあいも浅く，その習性や病気も十分知っているとはいえず，健康危害を加えうるものとして注意が必要である．以下，いくつか簡単に紹介する．

　イヌ・ネコ咬掻傷により感染局所から分離されてくる菌には連鎖球菌やブドウ球菌などの皮膚常在菌が多いが，パスツレラ属菌も約半数からと，非常に多く分離されてくる．*Pasteurella multocida* が代表的な口腔内常在菌でイヌの 50 〜 75 ％，ネコのほぼ 100 ％が保菌している．症状は感染局所の発赤と痛みを伴う腫脹，発熱であるが，皮下の炎症の拡大による特徴的な蜂窩織炎，関節炎や骨髄炎，まれに敗血症に進展する．局所症状が出るのが早く，1 時間以内に発症することもある．また，実際には経気道感染のほうが多いともいわれており，風邪様，気管支炎，肺炎，副鼻腔炎などの症状がみられる．愛玩動物由来感染症では最も患者が多いと考えられている．

　ネコひっかき病の主要な原因菌は *Bartonella henselae* である．グラム陰性桿菌で赤血球内に寄生し，吸血したネコノミも感染源となる．ネコの保菌状況は関東以南，特に西日本の温暖な地域で高く，全体で 7 ％との報告がある．特に子ネコからの感染例が多く，10 歳未満の男児やネコとよく接する 10 歳代，40 歳代女性に患者が多い．受傷部の丘疹・水疱，発熱，1 〜 2 週間後に上位リンパ節の腫脹がみられるが，通常，予後は良好で，数週間〜数カ月，症状は継続するが自然治癒する．パスツレラ症に次いで患者数が多い．

　愛玩鳥由来感染症で代表的なオウム病の病原体 *Chlamydia psittaci* は，オウム・インコ，ハトなどが保菌しており，ストレスや体調の悪化に伴い糞中に排菌される．ヒトは，乾燥し空中を浮遊している糞中の病原体を吸入して感染する．症状はインフルエンザ様で，重症化すると肺炎，髄膜炎を併発し，死亡例も報告され

ている．また，環境中に存在するクリプトコックス *Cryptococcus neoformans* は鳥類
の糞の中でよく増殖し，吸入感染によりヒトは感染する．通風口を介した複数の
患者発生事例も報告されている．健常者では無症状のことが多いが，肺炎や皮疹，
脳髄膜炎を呈することもある．

　爬虫類由来感染症では，カメに由来するサルモネラ症が代表的である．わが国
では 2005 年にミドリガメから小児が重症感染したことで，注意喚起された．50 ～
90％のカメなどの爬虫類が腸内に保菌しており，爬虫類やその飼育槽の水に触れ
て，手指に菌が付着し経口感染する．下痢など胃腸炎症状が多いが，小児や高齢
者，免疫不全者などでは菌血症や脱水症状により重症化することがあるので，注
意が必要である．

　その他に，重症熱性血小板減少症候群 severe fever with thrombocytopenia
syndrome（SFTS）の病原体は，野生動物とダニの間で維持されており，ヒトは
マダニに咬まれることにより感染する．まれにイヌ・ネコも感染・発症し，飼育
者や獣医師で感染者も報告されている．また，結核は，患者から飼育犬に感染し，
そのイヌから別のヒトに感染を広げることがある．このように，病原体が「ヒト
―動物―ヒト」と感染することを再帰性感染症といい，結核，カンピロバクター
症，アメーバ赤痢，ジフテリア，メチシリン耐性ブドウ球菌（MRSA）感染症な
どが知られている．

3 | 愛玩動物由来感染症研究からわかること

　近年の研究により，新たな脅威が認められたり，その重要性が再認識された感
染症がある．

　まず，認知度は低いが重篤な症状をもたらすカプノサイトファーガ
（*Capnocytophaga*）感染症である．口腔内常在菌で，ヒトはヒトの菌を保菌し自
家感染も報告されるが，イヌ・ネコは *C. canimorsus*，*C. cynodegmi*，*C. canis*
を保菌しており，2020 年にはネコの口腔から分離された *C. felis* も報告された．

公衆衛生上は *C. canimorsus* が最も重要だが，*C. canis* による敗血症例も報告されている．イヌ・ネコ咬掻傷感染が一般的だが，傷口をなめられるなど非咬掻傷性の感染もある．発熱のほか，敗血症，多臓器不全，髄膜炎や播種性血管内凝固症候群 disseminated intravascular coagulation（DIC）など，局所症状がみられないまま，急激に重篤な全身症状が現れることが多いのが特徴である．国内でも1993 年に最初の国内患者が報告されて以来，110 例以上の患者がこれまでに報告され，敗血症を発症したときの致死率は約 20％と，非常に危険な感染症である．本感染症については，研究成果を基に厚生労働省のホームページに Q&A が掲載されている．

エキノコックス症も，2014 年，新たな脅威が報告された．これまで北海道以外では定着は確認されていなかったが，愛知県で捕獲されたイヌ 1 頭からエキノコックス（多包条虫）虫卵が検出された．北海道以外の都府県からは 2 例目である「イヌのエキノコックス症」として届出がなされたが，その後も知多半島の野犬から継続して陽性例が発見され，一定範囲内にエキノコックスが定着していることが示唆された．北海道では，農村部飼育犬において従来の認識に反する高い陽性率が確認された．これは野生動物であるキツネの高感染率が中間宿主となるげっ歯類を介して飼育犬へ伝播している可能性を示唆しており，愛玩動物由来感染症のリスクを低減するためには，飼育者への啓発と飼育管理の徹底が必要であることを示している．

薬剤耐性（AMR）菌が話題になってきているが，愛玩動物においても薬剤耐性菌の保菌は珍しくない．野外で生活している地域ネコと疾患治療や健康診断・避妊処置等を目的として動物病院を受診した健常ネコについて薬剤耐性菌保有状況を検索したところ，動物病院受診ネコの 13％から基質特異性拡張型 β-ラクタマーゼ（ESBL）産生菌の可能性がある検体が確認された．一方で，地域ネコからは 3％と低く，薬剤耐性菌の保有には人為的な要因が関与していることが強く示唆されている．ヒトと動物の相互で感染させ合う可能性も考えられ，ヒトと動物の環境要因（飼育環境，家族構成，在宅介護など）や獣医療における抗菌薬使用状況を踏まえた解析が重要と考えられた．

　大半が愛玩用として，2020 年には哺乳動物 30 万，鳥類 1 万と，毎年，数多くの動物が輸入されている．内訳は，げっ歯目が 27 万と最も多く，中でもハムスターが 22 万と 7 割強を占める．取引相手国・地域は台湾が最大で 4 割を占めている．こうした輸入動物に対しては，感染症対策として輸入届出制度が運用されているが，実際にはその規制対象外の疾病による輸入動物の死着事例が報告される．近年では，輸入モルモットの集団死事例が *Salmonella* O9 群によるサルモネラ症によることが明らかになっただけでなく，欧州でヒトの市中肺炎の原因にもなっているモルモットの眼クラミジア症病原体 *Chlamydia caviae* も分離された．他にも，多剤耐性 *Salmonella typhimurium* によるハムスターの死着事例や，ミンクは SARS-CoV-2 に感染してヒトへの感染源になったが，ミンクに近縁のフェレットの死着事例など，愛玩動物の輸入による感染症の脅威にさらされており，輸入・輸送業者への啓発とともに公衆衛生対策の強化が必要とされている．

4 　愛玩動物由来感染症対策に今，必要なこと

　国内では，従来からの愛玩動物の新規飼育者の増加傾向に新型コロナウイルス感染症（COVID-19）の流行による巣ごもりで拍車がかかり，ヒトと愛玩動物の距離もより一層近くなり，ひいては感染リスクも増大している．愛玩動物を飼育するということは，実はさまざまなリスク（感染症をはじめとして，アレルギー，咬傷事故など）を背負うことに他ならない．したがって，一般飼育者，介在動物関係者，愛玩動物に業として携わる者など，より広く愛玩動物に関わる者すべてが，愛玩動物飼育に必要な正しい知識（愛玩動物由来感染症の現状，病原体，感染経路，予防法など．適切な飼育方法など）をもつことが必要であるが，残念ながら十分に認識されているとはいいがたい．そこで，愛玩動物由来感染症などのリスクを評価し，これを低減させる取り組みを科学的な根拠に基づいて提案・発信し，国民に対して適切な情報・知識の啓発を行うことが求められている．

（今岡浩一）

第5章

新たに発生している
感染症

1

新型コロナウイルス感染症（COVID-19）

感染症対策は一朝一夕には成し得ない

1 病原体

　新型コロナウイルス感染症（COVID-19）の病原体 SARS-CoV-2 は，これまでに世界で 5 億 8,000 万人に感染し，641 万人を死亡させたことが確認されている（2022 年 8 月）．あらゆる人種，あらゆる年齢の人に，性別に関係なく感染するが，特に高齢者や基礎疾患をもつ人で重症肺炎を引き起こすことが多い．子どもではほとんどが無症状か軽症である．ウイルスの形態はこれまでに発見された他のコロナウイルスと同様であり，脂質二重膜で包まれた約 100 ナノメートルの粒子の中にプラス鎖の一本鎖 RNA のゲノムをもっている．粒子表面には突起（スパイク）が見られるが，これが呼吸器上皮細胞の受容体「アンジオテンシン変換酵素 2（ACE2）」に結合することにより感染が始まると考えられている．RNA ゲノムをもつウイルスの特徴として高い頻度で変異することが知られているが，スパイクの変異はウイルスの感染性を変化させると考えられるため，この違いにより，ベータ株，デルタ株，オミクロン株などの名称で分類されている．

2 ウイルスの国内侵入は防げない

　2019 年の年末に中国の武漢で集団発生した謎の肺炎は，2020 年 1 月 8 日に新型のコロナウイルスを原因とする感染症であることが報道された．続いて 1 月 10 日にはウイルスの遺伝子配列情報が公開された．その後 1 月 15 日には国内で 1 例目の感染者が神奈川県で確認されたが，1 月 6 日に武漢から帰国した人であった．つまりわれわれが病原体の正体を知り得たときには，ウイルスはすでに日本に上陸していたことになる．2009 年の H1N1 インフルエンザ流行のときもそう

であったが，海外から入ってくるウイルスは市中で発見される．空港での水際対策で感染者を一人のこさず見つけ出すことは，現在の技術では不可能である．

　ウイルスの国内侵入を防ぐことができないのは前提であるとして，次にやるべきことは感染拡大を最小限に抑え込むことである．わが国では，保健所が中心となって感染者とその周囲の濃厚接触者をピンポイントに追跡する「クラスター対策」が行われ，2020 年 5 月には第一波の感染拡大を一旦終息させるまでに至った．クラスター対策を有効に機能させた立役者は，FETP と呼ばれる人達である．FETP とは 1999 年に始まった実地疫学専門家養成コース（Field Epidemiology Training Program）の名称であり，研修生は国立感染症研究所での 2 年間の実務研修を経験するが，その修了者は養成コースの名前そのままに「FETP」と呼ばれている．　感染症の危機を迅速に探知し，感染症対策の中心的役割を担う実地疫学者である．現在 87 人の修了者がおり，全国に分散してネットワークを形成している．　中国での肺炎発生の情報収集に始まり，1 例目の感染者の調査，クルーズ船ダイヤモンド・プリンセス号における感染事例，武漢からの集団帰国，その後の全国でのクラスター対策において，彼らの活動を聞かない日はなかった．これまでに彼らの活躍を聞くことがなかったのは，わが国では危機的な感染拡大事例が発生しなかったからである．1999 年に撒かれた FETP の種が 20 年かけて実を結んだといえる．

3 | 日本の感染者が少ない理由は結局よくわからない

　第一波の感染拡大の押さえ込みに成功したことは，第一波のウイルス遺伝子の特徴がその後の感染では検出されなかったことからも明らかである．しかし，ベータ株やオミクロン株などの海外から次々と侵入する新たな変異ウイルスの感染拡大を防ぐことはできなかった．一国の対策では世界的な蔓延から逃げ切ることはできないことを改めて知ることとなった．われわれは近年にないパンデミックを経験したわけであるが，多くの国々が危機的な状況にある中でわが国の感染者が

著しく少なかったことは，運が良かったといえる．2021年11月までの状況を見ると，わが国における10万人あたりの死亡数累計は14人であり，米国の227人，英国の210人，フランスの177人，ドイツ117人と比較しても，桁違いに少なかった．欧米に暮らす人々はわれわれの数十倍の恐怖を感じたはずである．わが国と同じ傾向はアジア・オセアニア地域全体でみられ，東アジア地域には感染を防ぐ未知の因子「ファクターX」があるのではないかといわれている．「BCGワクチンを接種していたため」という説や，「最近風邪のコロナウイルスが流行したのですでに抵抗力をもっていた」という説など，さまざまな仮説がいわれている．確かなことは今のところ何もわからない．

　2020年6月4日の財政金融委員会で，財務大臣が，他国の人から日本は（コロナに対する）薬を持っているのかという電話を受けたときに，「おたくとうちの国とは国民の民度のレベルが違う」と答えたとして話題になったが，民度云々はさておき，習慣や生活様式が特徴づけるようなわれわれの社会性が，感染拡大防止に影響することは確かにあるかもしれない．日本限定でしか言えないが，みんながマスクをつけて一言も喋らずに満員電車に乗っていて，咳払いするのも申し訳ない気持ちになるというのは，やはり国民性だと思う．握手やハグをしない習慣も良いほうに影響したのかもしれない．世界最高レベルの高いワクチン接種率を実現できたのも，われわれの律儀さや同調圧力が関係したようにも思える．もしかしたら感染症対策に最良の影響を及ぼしているかもしれないわれわれの社会性に，科学的裏付けがないからといって軽視するのはもったいない．図らずも根付いているわれわれの社会性が，今後も持続していくことに期待したい．

4 ｜ われわれはコロナまみれで生きている

　ここで「コロナウイルスとの共存」という視点から考えてみたい．われわれの周りに棲息するありとあらゆる哺乳類と鳥類には，その動物種特有のコロナウイルスが感染している．ウシ，ブタ，ニワトリ，ウマ，イヌ，ネコに加え，アルパ

カ，キリン，フェレット，コウモリ，スズメ，シロイルカからも，それぞれの動物に固有のコロナウイルスが検出されている．これらのコロナウイルスの多くは宿主動物で風邪や下痢などの比較的軽い症状を引き起こす．種特異性は高く，種の壁を越えて他の動物に感染することはほとんどないと考えられてきた．しかし，2002年に中国広東省で発生した重症急性呼吸器症候群コロナウイルス（SARS-CoV-1）はコウモリから，2012年にサウジアラビアで発見された中東呼吸器症候群コロナウイルス（MERS-CoV）はヒトコブラクダから感染して重症肺炎を引き起こしたと考えられている．新型コロナウイルス感染症の原因ウイルスであるSARS-CoV-2もコウモリを祖先とするが，どのような動物を介してヒトに感染するようになったのかは明らかになっていない．人類はここ最近の19年間で3度の動物由来コロナウイルスによる重症肺炎の感染拡大を経験したことになり，コロナウイルスの脅威は自然界に少なからず潜在していることが推察される．

　ヒトを宿主とするコロナウイルスも存在する．風邪を引き起こす4種類のヒトコロナウイルス（HCoV-229E，HCoV-OC43，HCoV-NL63，HCoV-HKU1）が全人類に蔓延している．いずれも世界中の子どもに6歳までに感染して風邪症状を引き起こすが，大人になっても数年に一度は感染し，生涯にわたって何度も感染することがわかっている．感染のたびに血中の抗体価が上昇するので，われわれはこれらのウイルスに抵抗力をもち続けることができる．人類は4種類の風邪コロナウイルスと共存しているといえる．

　新型コロナウイルスの性質は伝播性の高さと子どもでの病原性の低さにおいて，この4種類の風邪コロナウイルスに似ている．高齢者と基礎疾患のある人で重症化する点がこのウイルスの厄介なところであるが，これらの人がワクチンを接種していったん抵抗力をもってしまえば，風邪コロナウイルスと同じように新型コロナウイルスと共存できるはずである．一方，子どもへのワクチン接種は限定的なので，今後子どもでの新型コロナウイルスの蔓延は避けられない．5番目の風邪コロナウイルスとして人類に蔓延することは確実と思われる．「ポストコロナ」の時代とは，蔓延した新型コロナウイルスと共存する時代であり，ワクチンを接種していることが共存の前提となる（図5-1-1）．日本国内において高齢者のワク

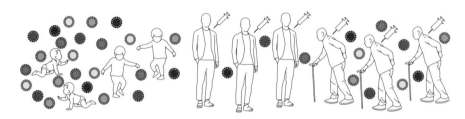

図5-1-1　ポストコロナ時代のコロナウイルスの蔓延

今後，新型コロナウイルスは子どもに蔓延し，大人がワクチンを接種することによって人類と共存できると考えられる．

チン接種率が90%を越えたことは快挙であるが，逆にいうと，接種していない高齢者は今後確実に新型コロナウイルスの危険にさらされることになる．非接種率をどこまで下げることができるかが，今後の課題となるであろう．

5　将来を見据えて仕掛けていく対策

　今回のパンデミックを経験して，さまざまな問題が明らかになった．PCR検査数が少なかったこと，保健所や病院が逼迫したこと，情報管理が手動で行われていたことなどであるが，改善に向けた検討が始まっており，今後に期待がもてる．このような必要に迫られてつくられていく対策は，やるべきことが明確であり，お手本になる外国もある．一方「ワクチンの開発」，「新薬の開発」，「デジタル技術の活用」，「科学的発見の発信」のような「将来を見据えて仕掛けていく対策」については，先進国から大きく遅れをとってしまっている．例えば英国では，これまでにない組成のワクチンをどの国よりも早く接種可能にし，薬の開発のためにヒトに新型コロナウイルスを感染させる「ヒューマンチャレンジ」も可能にした．英国はこのような離れ業を実現することによって世界をリードしてきた国であるが，これを成し得るのは普段から科学的知見に基づいた評価体制や国際的ネットワークを構築しているからである．われわれが一朝一夕に真似できるものではない．

　「将来を見据えて仕掛けていく対策」の空回りを象徴する一例をあげる．アビガン®は新型コロナウイルス感染症の治療薬として国内で臨床試験に供され，世界中に無償配布されるなど，大きく期待された．しかし，この薬がコロナウイルスの増殖を抑えることを示した実験データに，信用に足るものは一つもなかったというのが実際のところである．本来は培養細胞を使ってウイルスの増殖阻止効果を確認してから臨床試験を行うべきであるが，ヒトへの投与が先行してしまった．一部の権威のある人達の「この薬が効いたらいいな」という気持ちだけで臨床試験に推し進められたようにみえた．私には「薬は毒じゃなければ売ったほうが勝ち」というビジネスの流儀にもみえた．パニックにあっては判断を間違えるものである．誰かが一言「何でこんな馬鹿なことやってるの？」と言える環境があったらこのような暴走は起こり得ないのであるが，面と向かうとどうしても顔色をうかがってしまうのがわれわれの習性である．いつのまにか王様が裸であることを指摘できないし，指摘しても黙殺される集団をつくり上げてしまっているらしい．われわれの社会性の負の側面である．一連のアビガン®の臨床試験を通して膨大な資金と労力が費やされたことは，無駄であったばかりでなく，他の可能性のある薬のためのリソースを食いつぶしたことにもなる．最終的に薬事承認されなかったので，かろうじて科学者の良識が守られたことは救いである．薬事審議会の委員の先生方に感謝したい．

　今回のようなコロナ禍にあっては，さまざまな場面で正しいか正しくないかを判断したり，リスクとベネフィットを秤にかける必要に誰もが直面したと思われる．さまざまな情報が飛び交う中で注意しなければならないのは，「専門家の意見」が必ずしも「科学的知見」に基づいて発せられているわけではないことである．大学の先生の「こうだったらいいな」という根拠のない気持ちの表明が，「科学的知見」として伝えられることが多々ある．「科学的知見」とは，データに裏付けられた事実であり，複数の研究者によって再現された結果に基づいていなければならない．どこの大学のどの先生が言ったのかを考慮する必要はない．厚生労働省や保健所などの公共機関から発せられる情報は，科学的な裏付けのあるデータを基に討議された上で公表されているので，とりあえずは信頼できる．判断に迷っ

たときには参考にしていただきたい.

　科学リテラシーの高い集団が, われわれの社会の中に醸成されていくことを渇望してやまない. 感染症対策で大切といわれる「リスク・コミュニケーション」は, おかしいことや間違えていること, あるいは新しいことや興味深いことを, 自由に意見交換したり評価できる場をつくっていくことで, 実現できるのではないだろうか. 日本の科学者にのこされた課題である.

（松山州徳）

ジカウイルス感染症

妊娠中に気をつけたい蚊媒介性疾患

<table>
<tr><td>**1**</td><td>**発見から中南米での流行まで**</td></tr>
</table>

リオデジャネイロオリンピックを控えた 2015 〜 2016 年，中南米を中心にジカウイルス感染症が広がった．妊娠中のジカウイルス感染が胎児の小頭症と関連することが明らかになってきたため，2016 年 3 月，WHO は，妊婦は流行地域へ渡航すべきではないとの勧告を出した．当時，公衆衛生学の専門家からオリンピックの開催延期や開催地変更を求める声が出るなど世界的に大きな関心を集めた．この疾患は，日本で知られるようになった当初「ジカ熱」と呼ばれていたが，発熱を伴わない例も散見されるため，「ジカウイルス感染症」に名称が変更された．

ジカウイルスは，1947 年ウガンダの Zika forest（ジカ森林）で発熱したアカゲザルから発見された．1952 年，ウガンダとタンザニアで初めてヒトでの感染が確認され，血中にジカウイルスに対する中和抗体の存在が示された．1969 〜 1983 年，ジカウイルス感染の地理的分布がインド，インドネシア，マレーシア，パキスタン，タイなど赤道アジア地域に拡大し，蚊からウイルスが検出されるようになる．アフリカと同様，散発的なヒトでの感染例は発生するが，大規模な流行は認められなかった．その後はあまり注目されることなく 20 年以上が経過し，2007 年にミクロネシア連邦のヤップ島でアウトブレイクが発生したことで再注目された．さらに 2013 年にフランス領ポリネシア，2014 年，チリのイースター島へと感染が拡大し，2015 年にはブラジルやコロンビアをはじめとする南アメリカ大陸とカリブ海地域で広範囲な大規模の流行が次々に発生した．

このように，アフリカに土着していたジカウイルスが数十年かけて地球を東回りに拡散し，アメリカ大陸までその感染域を広げたことが示唆される．実際，長期間にわたって採取した検体の系統的解析から，2000 年頃アジアで流行したジカウイルスから派生した株が 2013 年のフランス領ポリネシアでの流行に関与し

たとされている.

　2015 〜 2016 年には，中央および南アメリカ大陸，カリブ海地域の 20 の国と地域で大きなアウトブレイクを含むさまざまな感染例が報告されたが，南アメリカ大陸での発生例数はその後減少に転じた．現在は沈静化傾向にあるものの，2021 年も含めインド，南米諸国での感染発生の報告は続いている．2019 年時点での WHO のレポートによれば，これまでに 87 の国と地域でジカウイルス感染が報告されている．ジカウイルス感染のリスクがあるとされる国と地域は図 5-2-1 の通りである．日本では，2013 年にフランス領ポリネシアで感染して帰国した患者が最初の報告である．その後，約 20 例の感染者が報告されているが，いずれも流行地域への渡航歴がある輸入症例で，これまでに国内での感染例は報告されていない.

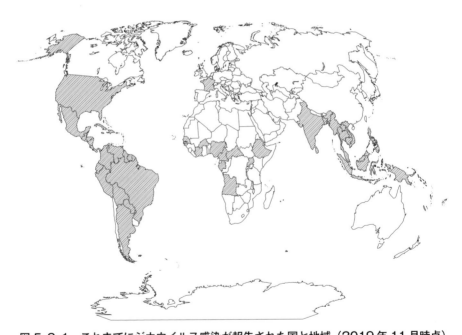

図 5-2-1　これまでにジカウイルス感染が報告された国と地域（2019 年 11 月時点）
（World Map of Areas with Risk of Zika（https://wwwnc.cdc.gov/travel/files/zika-areas-of-risk.pdf）の情報を基に作成）

2 病原体と病態

　ジカウイルス感染症は蚊媒介性感染症の一種である．ジカウイルスは，デング
ウイルスと同じフラビウイルス科フラビウイルス属のウイルスであるが，デング
ウイルスと異なり血清型は単一である．媒介蚊として，デングウイルスと同様，
ヤブカ属のネッタイシマカとヒトスジシマカが確認されている．

　ジカウイルスをもつ蚊に刺されることによってウイルスに感染すると，$2 \sim 12$
日の潜伏期間を経て，主に軽度の発熱（39℃を超える高熱は比較的まれ）や発疹，
関節痛，結膜炎，皮疹などを発症するが，不顕性感染の頻度は高く感染に気づか
ないケースも多いとされている．一般にデングウイルス感染に比べて症状が軽度
なことが多いが，ギラン・バレー症候群や脊髄炎を含む神経学的な合併症のリス
クの増加がジカウイルス感染に関連することがわかっている．ジカウイルス感染
と診断された世界各国の $0 \sim 18$ 歳世代の 2,543 例による臨床症状と合併症につい
てのシステマティックレビューによれば，最も多くみられた症状は，発熱，発疹，
結膜炎，関節痛などの軽度なものであり，ギラン・バレー症候群など神経障害の
合併症の頻度は症例の1%程度であった[1]．ジカウイルス感染症そのもので健康
な成人が死に至ることはまれであるが，基礎疾患のある患者や免疫力が低下して
いる場合は重症化しやすく死に至ることもある．

　ジカウイルス感染に関連する病態として社会的に最も大きな問題となっている
のは先天性障害である．近縁のフラビウイルスでは先天性異常の原因になるとい
う報告はなかったため，ブラジルから小頭症におけるジカウイルス感染の関与が
最初に報告された際は大きな驚きをもって受け止められた[2]．その後，他の国々
からも，ジカウイルス感染症が流行する状況において，小頭症の症例数の増加が
報告されており，胎児が小頭症と診断された妊婦の羊水からジカウイルス RNA
が検出され，小頭症で死亡した新生児の脳の病理組織からもウイルスが検出され
ている．妊娠中のジカウイルスへの感染が小頭症を含む先天性の脳障害の原因に
なりうると解釈されている．また，小頭症に加えて，子宮内でジカウイルスに感

染した新生児でさまざまな先天性異常が報告されている．これらの先天性疾患では，頭部の奇形，痙攣，嚥下障害，聴覚および視覚の異常などが認められている．この他，ジカウイルスに子宮内で感染した事例では流産や死産との関連も示されており，これらを含めて「先天性ジカウイルス症候群」と呼ばれている．2018年に発表されたジカウイルス陽性妊婦に関する大規模解析では，対象となった555人の胎児および乳児のうち，28人（5.0％）が流産または死産に至り，新生児のうち39人（7.0％）にジカウイルス感染との関連が考えられる神経系および眼球系の障害が発生した．このうち32人の胎児および乳児（5.8％）に小頭症が検出され，うち9人（1.6％）は重度の小頭症と診断された．これらの先天性異常は，母親が妊娠初期に感染したケースで多く認められた[3]．

　一般に，感染症による先天性異常は妊娠中に起こった急性感染から数カ月後に顕在化するため，疾病が感染に起因するかを証明することは容易ではない．ジカウイルス感染に伴う先天性異常を含めた病原性発現の分子機構は，感染動物モデルなどを利用した基礎研究の進展によって明らかになるものと期待される．ジカウイルスの高病原性株と低病原性株を比較解析した最近の研究から，インターフェロン受容体ノックアウトマウス感染モデルでの病原性の強さはウイルスの神経浸潤性と関連すること，その神経浸潤度はウイルス構造タンパク質の一つprM のアミノ酸配列に依存することが示された[4]．また，妊娠マウスへの感染実験から，胎児死亡，小頭症，出生後成長不全，神経・感覚機能異常などヒトの症例でみられる複数の症状を再現しており，先天性感染の胚年齢がマウスの子孫の表現型を決定する要因の一つであることが明らかになった[5]．

3 感染経路と感染の予防

　ジカウイルスは通常，蚊を通じて感染し，ヒトから蚊，蚊からヒトのサイクルで伝播する．サル類にも感染感受性があり，森林中ではサル—蚊—サルの伝播様式も存在する．また，先天性異常との関連解析などを通じて，妊娠中に母体から

胎児に感染することが示され，さらに性交渉，輸血や血液製剤，臓器移植などを通じての感染例が報告されている．このようなことから，ジカウイルス感染症の発生国（図5-2-1参照）へ渡航する際には蚊に刺される可能性および性交渉によるジカウイルスの伝播の可能性を抑えるための注意が必要である．流行地域を旅行しジカウイルス陽性蚊に刺された人が帰宅（帰国）した際には，血液中にジカウイルスが含まれている可能性がある．そのような人がヤブカに刺されると，その蚊が地域内の別の住人にウイルスを広める可能性が考えられる．蚊媒介感染の予防として，流行地域での滞在時には蚊の刺咬を防ぐため忌避剤としてDEET（N,N-diethyl-3-methylbenzamide）を20%以上含む虫除け剤を用いることが推奨される．帰国後にジカウイルス感染症を発症した際にも同様の蚊対策が求められる．

　先天性ジカウイルス症候群の発生リスクから，妊婦は流行地域への渡航は控えるべきとされている．やむを得ず渡航する場合，また妊娠の可能性がある女性およびそのパートナーが感染リスク地域へ渡航する際には事前に主治医などと相談し，ジカウイルスの流行状況，潜在するリスクと適切な感染予防策についての最新の情報を入手しておくことが重要である．不顕性感染であっても最長6カ月間は体内にジカウイルスが残存しているおそれがあるとされる．このため，流行地域に滞在した女性は，蚊に刺されたり症状は出ていなくても流行地域を離れた後6カ月は妊娠を避けるべきである．現在のところ，ジカウイルス感染症から回復した女性（ウイルス抗原陰性，抗体陽性）が，その後妊娠した際にジカウイルス関連の妊娠合併症を起こすという事例は知られていない．

　海外の流行地域において，蚊に刺されてから数日後に，発熱，発疹，結膜炎，関節痛，筋肉痛，倦怠感などの症状がみられた場合また症状が改善しない場合は，（感染症指定）医療機関を受診するべきである．病原体検査として，PCR法による血液または尿中のウイルス遺伝子解析，またはペア血清によるIgM抗体あるいは中和抗体の検査が行われ確定診断される．ジカウイルス感染症は，感染症法の四類感染症に指定されており，検査の結果，基準を満たす場合には診断後速やかに届出が行われる．

　2018年以降，世界的に患者報告が減少していることからジカウイルス感染についての社会的関心は低下していると感じられる．重篤な先天性疾患にも関与するウイルスであり，正しくおそれるために必要な知識・情報は身に付けておくべきである．ジカウイルスを媒介するヒトスジシマカはわが国にも生息しており世界的にその生息域は拡大している．

　ワクチン，治療薬とも実用化されていないが，ジカウイルス感染症や関連する先天性疾患の発症を防ぐために，有効かつ安全性の高い予防，治療法の開発は重要である．mRNAワクチン，DNAワクチン，不活化ワクチンなどをプラットフォームとしたワクチン開発研究は進んでおり，デングウイルスと違い血清型が単一であることからワクチン実用化は十分期待できる．次の大きな感染流行の機会をとらえて臨床試験が進展すれば実用化がみえてくるものと思われる．流行地域への渡航に際して，ワクチン接種によるジカウイルス感染予防が可能になれば広く安全安心を確保することが期待できる．

文献

1) Ramond A, et al.：Postnatal symptomatic Zika virus infections in children and adolescents：A systematic review. PLoS Negl Trop Dis, 14(10)：e0008612, 2020.
2) Mlakar J, et al.：Zika virus associated with microcephaly. N Engl J Med, 374(10)：951-958, 2016.
3) Hoen B, et al.：Pregnancy outcomes after ZIKV infection in French territories in the Americas. N Engl J Med, 378(11)：985-994, 2018.
4) Nakayama E, et al.：Neuroinvasiveness of the MR766 strain of Zika virus in IFNAR-/- mice maps to prM residues conserved amongst African genotype viruses. PLoS Pathog, 17(7)：e1009788, 2021.
5) Nakayama E, et al.：Embryonic stage of congenital Zika virus infection determines fetal and postnatal outcomes in mice. Viruses, 13(9)：1807, 2021.

（鈴木哲朗）

エボラウイルス病

ウイルス粒子形成機構の構造学的解析

　感染症法上，最も危険度が高い一類感染症には7種類の感染症が指定されている．うち2種類はフィロウイルス科に属するエボラウイルス *Ebolavirus* とマールブルグウイルス *Marburgvirus* が引き起こす急性熱性疾患である．エボラウイルスは1976年にコンゴ民主共和国（旧ザイール）とスーダンで同時期に発見され，マールブルグウイルスは1967年に西ドイツ（当時）で，ウガンダから輸入されたアフリカミドリザルからヒトが感染したことにより発見された．血液や体液を介して感染するため，大規模な流行を起こすことはまれであるが，2013～2016年に西アフリカで発生したエボラウイルス病の大流行は記憶に新しい．本項では，いまだ十分な予防法・治療法が確立されていないフィロウイルス感染症と，フィロウイルスの粒子形成機構に関する筆者らの研究成果について概説したい．

1　エボラウイルス，マールブルグウイルス

　エボラウイルスおよびマールブルグウイルスは，ヒトを含む霊長類に致死的なウイルス性出血熱を引き起こす．2013年以前，エボラウイルス病およびマールブルグ病の発生地はほぼ中央アフリカに限られていたが，近年では西アフリカにおいてもアウトブレイクが散発している．また，エボラウイルスはアジアにも分布することが知られており，フィリピンではレストンエボラウイルスがサルやブタから分離されているが，ヒトに対する病原性はないと考えられている．欧米諸国では，流行地から帰国した旅行者の発症や霊長類実験動物からの感染がしばしば報告されており，わが国でも輸入感染症としてのリスクが懸念される．フィロウイルス感染症の特徴的な臨床所見として出血があげられるが，実際に出血が認められるのは感染者の半分以下である．発症初期あるいは軽症者の主症状は，発

熱，筋肉痛，咽頭痛，嘔気，下痢などインフルエンザ様の症状であるため，臨床症状のみではマラリア，黄熱，ラッサ熱などの他の風土病との鑑別は困難である．そのため，流行地では軽症者を見逃す可能性も高く，流行の制御が難しいウイルス感染症の一つである．

　エボラウイルスおよびマールブルグウイルスはフィロウイルス科に属する．フィロ"filo"とはラテン語で「糸」を意味し，ウイルス粒子は"filo"の名の通り，直径約80 nm，長さ800～1,000 nmのフィラメント状構造をもつ[1]．フィロウイルス粒子は7種類の構造タンパク質から構成される．各ウイルスタンパク質はウイルス粒子を形成するだけでなく，感染細胞内で種々の異なる機能を発揮する．ウイルス粒子内部には，ヌクレオカプシドと呼ばれるらせん状のウイルスゲノム－タンパク質超複合体が取り込まれている．フィロウイルスのヌクレオカプシドは，核タンパク質（NP）とウイルスゲノムRNAにより形成されるらせん構造を中心に，VP24，VP30，VP35およびRNA依存性RNAポリメラーゼ（L）が結合して形成される．ヌクレオカプシドは感染細胞内でゲノムRNAを転写・複製するだけでなく，ゲノムRNAを子孫ウイルス粒子に取り込ませるために必須の構造である（図5-3-1のa）．

　エボラウイルスおよびマールブルグウイルスの増殖環は，細胞侵入，転写・複製および翻訳，アセンブリー，出芽に大別される．まず，細胞表面の受容体に結合したウイルスは，マクロピノサイトーシスにより細胞内に侵入する．次に，宿主小胞膜（マクロピノソーム）とウイルスエンベロープの膜融合が生じ，ヌクレオカプシドが細胞質に放出される．ヌクレオカプシドに結合したLがウイルスゲノムの転写を開始し，翻訳されたNPがVP30，VP35およびLとともに，ゲノムRNAの転写・複製およびヌクレオカプシド形成の場であるウイルス封入体（inclusion body）を細胞質内に形成する．ウイルス封入体ではさらに，VP24が結合した成熟ヌクレオカプシドが形成され[2]，宿主細胞のアクチン線維に沿って細胞質内を輸送される．その後，マトリックスタンパク質であるVP40との相互作用を介してGPに覆われたフィラメント状のウイルス粒子内に取り込まれ，形質膜から出芽する（図5-3-1のb）．

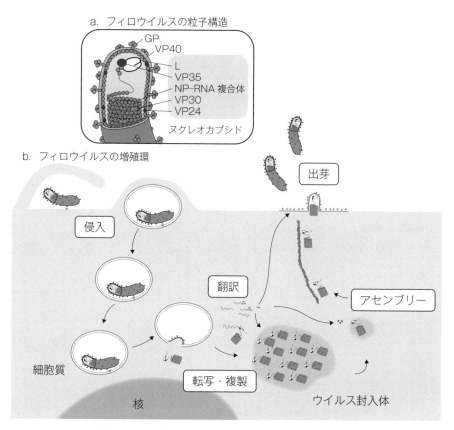

図 5-3-1 フィロウイルス粒子と増殖環の模式図

2 エボラウイルス病・マールブルグ病の現在

　2013 ～ 2016 年にギニア，リベリア，シエラレオネを中心に西アフリカで発生したエボラウイルス病のアウトブレイクは，史上最大のフィロウイルスの流行となった．2 年以上にもわたる流行で，約 2 万 8,000 人の感染者と約 1 万 1,000 人の死者が報告された．マールブルグ病で最大の犠牲者が出たのは，2004 ～ 2005 年に発生したアンゴラにおけるアウトブレイクである．感染した 374 人のうち

329人が死亡し，その致死率は約90％にのぼった．近年も頻繁にフィロウイルス病のアウトブレイクが報告されており，エボラウイルス病は2021年2月にギニアとコンゴ民主共和国で，8月にコートジボワールで，10月にコンゴ民主共和国でアウトブレイクが発生し，マールブルグ病も2021年8月にギニアでの発生が報告されている．

　西アフリカにおける大流行後，エボラウイルス病に対する予防薬・治療薬の開発が急速に進められている．2019年にはエボラウイルスGP遺伝子を組み込んだ水疱性口炎ウイルスを用いた生ワクチンが米国食品医薬品局Food and Drug Administration（FDA）に承認されただけでなく，2020年にはGPを標的とする中和抗体カクテルがエボラウイルス病治療薬としてFDAに承認された．2021年のギニアにおけるエボラウイルス病のアウトブレイクは約4カ月続いたが，終息の決め手となったのは現地住民へのワクチン接種と考えられている．

　しかし，マールブルグ病のワクチンや承認薬はいまだ存在せず，感染者への対応は対症療法に頼らざるを得ない．また，ヒトにエボラウイルス病を引き起こすエボラウイルスはザイール，スーダン，タイフォレスト，ブンディブギョなど複数種存在するが，承認された治療薬とワクチンはザイール種に対するものであり，他種のエボラウイルスに対して有効なワクチンや治療薬は存在しない．したがって，さまざまなフィロウイルスに対して広く有効なワクチンや治療薬の開発は今後の重要な課題の一つであり，フィロウイルスに広く保存されたウイルスタンパク質（タンパク質ドメイン）をターゲットにした創薬研究を推進する必要がある．

3　エボラウイルス，マールブルグウイルスのNP-RNA複合体の構造解析

　筆者らは，フィロウイルスのらせん状ヌクレオカプシドのコア構造であるNP-RNA複合体に着目して，クライオ電子顕微鏡を用いた構造生物学的研究を進めてきた．これまでにX線結晶構造解析によってNP単体の構造が報告され

ているが，NP-RNA 複合体の詳細な分子構造は明らかにされていなかった．そ
のため，NP と NP ならびに NP と RNA がどのように相互作用してらせん状
NP-RNA 複合体を形成するのか，その分子構造基盤は不明であった．

　近年，クライオ電子顕微鏡法が目覚ましい技術革新を遂げ，結晶化が困難な巨
大でフレキシブルなタンパク質複合体の高分解能構造解析を可能にしつつある．
筆者らはクライオ電子顕微鏡法と単粒子解析法を用いて，アミノ酸側鎖が可視化
される分解能でエボラウイルスとマールブルグウイルスの NP-RNA 複合体の構
造を決定した[3,4]．両ウイルス間で NP のアミノ酸配列類似性は 50％程度であるが，
両ウイルスの NP-RNA 複合体の立体構造は酷似していた（図 5-3-2 の a，b）．
決定した構造から NP-RNA 複合体の原子モデルを構築したところ，フィロウイ
ルスの NP は，N-terminal arm，N-terminal lobe，C-terminal lobe の 3 つのド
メインと天然変性領域から構成され，6 ヌクレオチドの RNA が N-terminal lobe
と C-terminal lobe に挟まる形で結合していることが明らかになった（図 5-3-2
の b）．また，構築した原子モデルから，エボラウイルスとマールブルグウイル
スの NP に共通して重要な役割を担うと考えられるアミノ酸を推定した．

　筆者らが決定した NP-RNA 複合体の構造を詳細に解析したところ，RNA 近
傍に位置する NP 分子表面の塩基性アミノ酸が静電相互作用を介して RNA と相
互作用することで，NP-RNA 間の結合が維持されていると考えられた（図 5-3-
2 の c）．また，決定した構造を用いて分子動力学（MD）シミュレーションを行い，
RNA 結合に関わる相互作用エネルギーの評価を行った結果，これらの塩基性ア
ミノ酸は主に RNA の糖－リン酸骨格との相互作用に関わることがわかった．す
なわち，NP は塩基配列非依存的に RNA と結合すると考えられた．そこで，実
際にそれぞれの塩基性アミノ酸をアラニンに置換した変異 NP を作製し，NP-
RNA 複合体のらせん構造形成能および転写・複製活性の評価を行った．その結果，
N-terminal lobe 側に位置する塩基性アミノ酸をアラニン置換した場合に，らせ
ん構造形成能の消失や転写・複製活性の減弱が認められた（図 5-3-2 の c）．こ
れらの結果から，エボラウイルスおよびマールブルグウイルスの機能的なヌクレ
オカプシド形成には，N-terminal lobe 上の塩基性アミノ酸が重要であることが

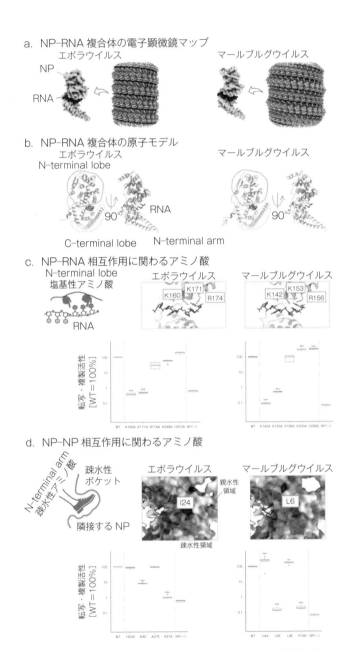

図5-3-2 フィロウイルスNP-RNA複合体の構造解析

示された.

　フィロウイルスに特徴的ならせん状のヌクレオカプシドは，単量体の NP がオリゴマー化することで形成される．これまでに，NP のオリゴマー化には N-terminal arm が関わることが報告されているが[5]，その構造基盤は不明であった．私たちが決定したらせん状 NP-RNA 複合体構造では，N-terminal arm が隣接する NP の C-terminal lobe 上のポケットに刺さるように結合しており，それぞれのドメインに含まれる疎水性アミノ酸が相互作用することで NP のオリゴマー化を担うと考えられた（図 5-3-2 の d）．そこで，これらの疎水性アミノ酸（ロイシンあるいはイソロイシン）を親水性アミノ酸（グルタミン酸）に置換した変異 NP を作製し，NP-RNA 複合体のらせん構造形成能および転写・複製活性の評価を行った．その結果，N-terminal arm 上の疎水性アミノ酸を親水性アミノ酸に置換した場合に，らせん構造形成能の消失や転写・複製活性の減弱が認められた（図 5-3-2 の d）．この疎水性アミノ酸は両ウイルス間で保存されていたことから，エボラウイルスとマールブルグウイルスの NP のオリゴマー化とらせん状ヌクレオカプシドの形成には，N-terminal arm を介した疎水性相互作用が重要であることが示された.

　このように，エボラウイルスおよびマールブルグウイルスの NP-RNA 複合体の高分解能構造を決定することで，構造情報に立脚した分子間相互作用を同定することができた．さらに実験的手法により，これらの相互作用が機能的なヌクレオカプシドやウイルス粒子の形成に必須であることを明らかにした．筆者らが同定した相互作用を担うアミノ酸は，フィロウイルス間で広く保存されていたことから，NP のオリゴマー化およびゲノム RNA との結合を介したらせん状の NP-RNA 複合体形成機構は，フィロウイルスに共通すると考えられた．今後，これらの構造情報を基に，NP-RNA 複合体の分子間相互作用を阻害する抗フィロウイルス薬の開発に展開することが期待される.

| 4 | エボラウイルス，マールブルグウイルスに対する今後の対応 |

　フィロウイルスが引き起こすウイルス性出血熱は致死率が高く，輸入感染症やバイオテロの観点から予防薬や治療薬が希求されている．ここ数年でエボラウイルスのワクチンと治療薬が承認され，近年のアウトブレイクでもその有効性を示したが，現状で万全とはいい難い．抗体カクテルは製造コストが高い上に流行地で安定して保存することが困難であるため，安価で保存安定性が高い治療薬の開発が求められる．ワクチンに関しては，わが国においても東京大学のグループがエボラウイルスワクチンの第Ⅰ相臨床試験を実施しているが，国防の観点から国産ワクチンの開発と製造施設の確保が必須である．国内でエボラウイルス病，マールブルグ病患者が発生するリスクはゼロではない．有事に備えて，診断法，ワクチン，治療薬の開発につながる研究を，産官学で連携して平時から継続的に進展させる必要がある．

謝辞　本項の執筆に尽力いただいた京都大学医生物学研究所（微細構造ウイルス学分野）の藤田陽子 氏に感謝申し上げます．

文献

1) Bharat TAM, et al. : Cryo-Electron Tomography of Marburg Virus Particles and Their Morphogenesis within Infected Cells. PLoS Biol, 9(11) : e1001196, 2011.
2) Noda T, et al. : Assembly and Budding of Ebolavirus. PLoS Pathog, 2(9) : e99, 2006.
3) Sugita Y, Matsunami H, Kawaoka Y, Noda T, Wolf M : Cryo-EM structure of the Ebola virus nucleoprotein-RNA complex at 3.6 Å resolution. Nature, 563(7729) : 137-140, 2018.
4) Fujita-Fujiharu Y, et al. : Structural insight into Marburg virus nucleoprotein-RNA complex formation. Nat Commun, 13(1) : 1191, 2022.
5) Wan W, et al. : Structure and assembly of the Ebola virus nucleocapsid. Nature, 551(7680) : 394-397, 2017.

（野田岳志）

4

ラッサ熱

ウイルス感染を阻害する抗ラッサ熱薬の開発研究

　1969年1月にナイジェリア北東部のラッサ村で初めての患者が確認されて以来，今なお予防法も治療法もないラッサ熱というウイルス感染症がある．西アフリカでは毎年10万人以上がラッサウイルスに感染し，5,000人が死亡すると推定されているが，サーベイランスが十分に実施されておらず不明な点も多い．1987年には流行地から帰国した男性がラッサ熱を発症した事例が報告されるなど，わが国においても喫緊の対策を要する輸入感染症の一つである．本項では，感染症法で一類感染症に分類されるラッサ熱とそれに対する抗ウイルス薬開発研究について概説したい．

---

1 病原体および臨床上の基本事項

　ラッサウイルスは，アレナウイルス科の哺乳類アレナウイルス属に分類される．「アレナ」とはラテン語で「砂」を意味し，電子顕微鏡で観察するとウイルス粒子内に含まれるリボソームが砂のように見えることから，アレナウイルスと名付けられた．ラッサウイルスは脂質二重膜に包まれたエンベロープウイルスであり（図5-4-1のa），そのゲノムはS分節とL分節に分かれた一本鎖アンビセンスRNAである（図5-4-1のb）．S分節はウイルス粒子表面に存在する糖タンパク質（GP）とウイルス核タンパク質（NP）をコードし，L分節はRNA依存性RNAポリメラーゼ（L）とマトリックスタンパク質（Z）をコードする[1]．哺乳類アレナウイルス属は分布域の違いから，旧世界アレナウイルスと新世界アレナウイルスに分類される．旧世界ウイルスにはラッサウイルスやリンパ球性脈絡髄膜炎ウイルス（LCMV）などが含まれ，南米に分布する新世界ウイルスには南米出血熱の原因となるフニンウイルス，サビアウイルス，マチュポウイルス，グア

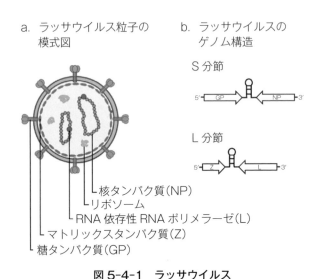

a. ラッサウイルス粒子の
　　模式図

b. ラッサウイルスの
　　ゲノム構造

S 分節

L 分節

核タンパク質（NP）
リボソーム
RNA 依存性 RNA ポリメラーゼ（L）
マトリックスタンパク質（Z）
糖タンパク質（GP）

図 5-4-1　ラッサウイルス

ナリトウイルス，チャパレウイルス等が含まれる．ラッサウイルスの自然宿主は
アフリカに広く生息するげっ歯類のマストミス（*Mastomys natalensis*）であるが，
近年，*Hylomyscus pamfi* や *Mastomys erythroleucus* などのげっ歯類も自然宿主で
あることが報告されている．

　ラッサウイルスに感染したマストミスは糞尿中にウイルスを排出する．LCMV
のように終生持続感染せず個体からクリアされるため，自然宿主においては水平
感染による伝播が主と考えられる．マストミスはサバンナや森林に生息するだけ
でなく，家屋や食物の貯蔵庫を住処にすることもあるため，ウイルスで汚染され
た食物を摂取したりウイルスで汚染された粉塵を吸入することでヒトに感染する．
ラッサウイルスは感染者の体液や排泄物を介してヒトからヒトへ感染するため医
療従事者や臨床検査技師などが院内感染を起こすリスクが高いが，飛沫を介して
ヒトからヒトに感染することはないと考えられている．

　ラッサ熱は，西アフリカのナイジェリア，シエラレオネ，リベリアを中心に流
行しており，その近隣諸国においても散発的な発生が認められる．西アフリカの
多くの国ではサーベイランス体制が十分に整備されていないため正確な感染者数

および死者数は不明であるが，毎年 10 万〜 30 万人がラッサウイルスに感染し，5,000 人が死亡すると推定されている[2]．非流行地域へのラッサ熱の輸入感染例は頻繁に報告されており，1969 〜 2019 年までの間に少なくとも 36 例の輸入感染例（および 2 件の二次感染例）が欧州，米国，中東，南アフリカ，アジアで報告されている[3]．輸入感染例の致死率は流行地での致死率より高く約 35 ％であるが，これは確定診断と治療開始までに日数を要していることが要因と考えられる．わが国においても 1987 年にシエラレオネから帰国した男性がラッサ熱を発症した事例が報告されている．厚生労働省は，ラッサ熱をウイルス性出血熱の中で最も持ち込みリスクの高い輸入感染症と位置付けており，わが国においても喫緊の対策を要する感染症の一つである．

　ラッサ熱の症状は患者によって多様であり，臨床診断は困難である．ラッサ熱の潜伏期間は 1 〜 3 週間であり，感染者の約 8 割は無症状もしくは微熱や倦怠感などの軽症で済むため，軽症者がラッサ熱と確定診断される例はほとんどない．感染者の約 2 割が重症化し，頭痛，発熱，咽頭痛，筋肉痛，下痢などのインフルエンザ様の症状を呈した後，呼吸困難，顔面の腫脹，嘔吐，全身の疼痛，鼻や口および消化器粘膜からの出血などの重篤な症状を示し，発症から 2 週間程度で多臓器不全により死亡する．ラッサ熱による致死率は，他のウイルス性出血熱よりも低く，ラッサウイルス感染者全体の約 1 ％，入院患者の約 15 ％と推定されている．しかし，妊娠末期の妊婦の致死率はかなり高く，胎児の多くも死産する．ラッサ熱患者は難聴や脳炎などの神経性疾患を併発することも報告されており，重症度にかかわらず，回復患者の約 3 割が後遺症として難聴を発症することが知られている．

2 ｜ 現在の発生状況と問題点

　ラッサ熱の流行は主に乾季（西アフリカでは 1 〜 3 月）であるが，雨季まで流行が続くこともある．ラッサウイルスはナイジェリア，ギニア，リベリア，シエ

ラレオネの流行国だけでなく，ベニン，ガーナ，マリでも感染が確認されており，血清学的な調査から，ブルキナファソ，コートジボアール，トーゴなど近隣諸国にも分布すると考えられている．ナイジェリアでは2017～2020年までにそれぞれ，298人，528人，796人，1,165人の確定症例と，79人，125人，158人，158人の死亡例が報告され，致死率は13.8～26.5％であった．リベリアにおいては，2016～2020年までに168人の確定症例と70人の死亡例が報告されており，2021年も13人の確定症例と9人の死亡例が報告されている．シエラレオネやリベリアの一部地域では入院患者の10～16％がラッサ熱と診断されるなど，流行地域においては人々の生活や健康に深刻な影響を与えている．

　ラッサ熱の発症初期あるいは軽症例では臨床症状による診断は困難であり，多くの症例は確定診断されずに見過ごされていると考えられる．また，ラッサ熱が流行する西アフリカでは，マラリア，腸チフス，赤痢，黄熱病，エボラウイルス病など多くの感染症が発生しており，それらの多くは発症初期にインフルエンザ様の症状を呈すため，発症初期での鑑別が困難という問題がある．ラッサ熱の確定診断は，ウイルスゲノムを検出するリアルタイムPCRや，ラッサウイルスに対するIgM・IgGあるいはラッサウイルス抗原を検出するELISAが用いられるため，特定の施設に限られる．発生地域の診療所で早期診断を行うため，特別な設備を必要とせずに利用可能なイムノクロマト法などによる迅速診断キットの開発が求められる．

　ラッサ熱患者に対してはリバビリンの静脈注射が唯一の治療法であり，発症6日以内の患者に対しては，リバビリンを3～4回/日で10日間，静脈投与することで重症化を防ぐという報告がある．しかし，近年の研究ではリバビリンの有効性が疑われており，現在も臨床試験による調査が進行中である[4]．現時点では，ラッサ熱に対する承認済みのワクチンや抗ウイルス薬が存在しないため，その開発は急務である．

3 研究成果

　筆者らは抗ラッサウイルス薬の開発を目指し，ラッサウイルスの細胞侵入阻害薬の探索を行ってきた．ラッサウイルスは感染症法において一種病原体に分類されるため，その取り扱いには BSL-4 施設が必要である．しかし，国内では研究用の BSL-4 施設が稼働していないため，国内ではラッサウイルスを用いずに抗ラッサウイルス薬を探索しなければならない．そこで筆者らは，水疱性口炎ウイルスの G 遺伝子の代わりにラッサウイルスの GP 遺伝子を組み込んだリコンビナントウイルス（VSV-LASVGP）を用いて，BSL-3 施設にてスクリーニングを実施した（図5-4-2の a）．本リコンビナントウイルスはラッサウイルス GP を介して受容体に結合し細胞侵入する（すなわちラッサウイルスの細胞侵入過程が再現できる）ため，細胞侵入阻害薬の探索に利用できる．そこで約 2,500 種類の機能既知の低分子化合物ライブラリーを用いて，Vero 細胞に VSV-LASVGP を感染させ，感染細胞の細胞変性効果を指標にウイルス増殖を阻害する化合物の絞り込みを行った．次に，哺乳類アレナウイルスのプロトタイプウイルスである LCMV を用いて，BSL-2 実験室で二次スクリーニングを実施した．その結果，10 µM 濃度で細胞毒性をほとんど示さず VSV-LASVGP および LCMV の両方の増殖を効果的に阻害する新薬候補化合物として，P-glycoprotein（P-gp）阻害薬である CP100356 塩酸塩（CP100356）を同定した[5]．VSV-LASVGP および LCMV に対する CP100356 の 50 ％阻害濃度（IC_{50}）は，それぞれ 0.52 µM と 0.54 µM であった．そこで，CP100356 が実際のラッサウイルスの増殖を阻害するかどうか確認するため，ドイツの Philipps Universität Marburg の BSL-4 施設において，ウイルス増殖阻害活性を検証した．その結果，VSV-LASVGP と同程度の IC_{50}（0.6 µM 以下）で，CP100356 がラッサウイルスの増殖を効果的に阻害することを確認した（図5-4-2の b，c）．

　次に，CP100356 が南米出血熱ウイルスなど他の哺乳類アレナウイルスに対しても細胞侵入阻害活性を示すかどうかを明らかにするため，シュードタイプ水疱

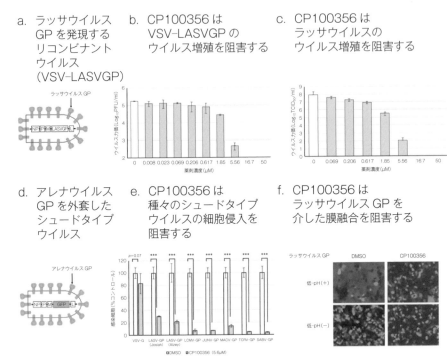

a. ラッサウイルス GP を発現するリコンビナントウイルス (VSV-LASVGP)

b. CP100356 は VSV-LASVGP のウイルス増殖を阻害する

c. CP100356 は ラッサウイルスのウイルス増殖を阻害する

d. アレナウイルス GP を外套したシュードタイプウイルス

e. CP100356 は 種々のシュードタイプウイルスの細胞侵入を阻害する

f. CP100356 は ラッサウイルス GP を介した膜融合を阻害する

図 5-4-2　CP100356 によるラッサウイルスの増殖阻害

性口炎ウイルスを用いた．本シュードタイプウイルスには，水疱性口炎ウイルスの G 遺伝子の代わりに GFP 遺伝子が組み込まれており，哺乳類アレナウイルスの GP タンパク質を発現する細胞に本シュードタイプウイルスを感染させることで，各 GP をエンベロープに有するシュードタイプウイルスを得ることができる（図 5-4-2 の d）．本研究では，ラッサウイルスや LCMV だけでなく，フニンウイルス，マチュポウイルス，サビアウイルス，タカリベウイルスの GP を有するシュードタイプウイルスを作製し，感染細胞における GFP 発現を指標として，CP100356 の細胞侵入阻害効果を評価した．その結果，ラッサウイルスや LCMV の GP をもつシュードタイプウイルスだけでなく，他の哺乳類アレナウイルスの GP をもつシュードタイプウイルスの細胞侵入も効果的に阻害することを見いだした（図 5-4-2 の e）．これらの結果から，CP100356 はラッサウイルスだけでなく，

さまざまな哺乳類アレナウイルスに有効な抗汎アレナウイルス薬となることが示唆された.

CP100356 の細胞侵入阻害機構を解析したところ, ラッサウイルスの GP が有する低 pH 依存性の膜融合活性を阻害した (図 5-4-2 の f). また, VSV-LASVGP 感染細胞の電子顕微鏡観察により, VSV-LASVGP が細胞内小胞に蓄積する現象が認められた. これらの結果から, CP100356 はエンドソームにおけるウイルスエンベロープとエンドソーム膜との膜融合を阻害することで, ウイルスの細胞内への侵入を阻害すると考えられた. 一方で, siRNA を用いた P-gp の発現抑制や, 他の P-gp 阻害薬である Tariquidar にて処理を行った場合, VSV-LASVGP や LCMV の増殖を抑制しなかった. したがって, CP100356 の抗ウイルス活性は P-gp 依存的ではないと考えられた. CP100356 が示すラッサウイルス GP の膜融合阻害機構については, 今後もさらなる研究が必要である.

4 | 公衆衛生対応として強調したい点

ラッサ熱はウイルス性出血熱の中で最も輸入リスクが高い感染症であるが, 西アフリカでしか発生しないラッサ熱への関心は (特に日本では) 低く, 予防法や治療法, 診断法の開発は十分に行われていない. 筆者らが実施したように BSL-4 施設を用いずに抗ラッサウイルス候補薬を探索することは可能だが, 最終的には BSL-4 施設でラッサウイルスを用いた検証が欠かせない. 今後, 長崎大学に設置される研究用 BSL-4 施設が大いに活用され, ラッサ熱に関する研究が国内でも進展することを期待する. そのためにも, BSL-4 施設の持続的な運用のための予算と人材の確保や, BSL-4 施設においてウイルス感染実験に従事する若手研究者の継続的な育成が必須である. また, ラッサ熱をはじめとするウイルス性出血熱はバイオテロの観点からも注視すべきものであり, それらに対する国産のワクチンおよび治療薬の開発, それらの製造体制の確保は, 国家安全保障の観点からも欠かせない. 新型コロナウイルス (COVID-19) のパンデミックからも明

らかであるが，有事の際に迅速に対応できるよう，平時から産官学が緊密に連携してラッサ熱に対する抗ウイルス薬やワクチンの開発と製造を進めることが重要である．

謝辞　本項の執筆に尽力いただいた京都大学医生物学研究所（微細構造ウイルス学分野）の武長 徹 博士と張 子函 氏に感謝申し上げます．

文 献

1) Bowen MD, Rollin PE, Ksiazek TG, Hustad HL, Bausch DG, Demby AH, Bajani MD, Peters CJ, Nichol ST : Genetic Diversity among Lassa Virus Strains. J Virol, 74(15) : 6992-7004, 2000.
2) Kofman A, Choi MJ, Rollin PE : Lassa Fever in Travelers from West Africa, 1969-2016. Emerg Infect Dis, 25(2) : 245-248, 2019.
3) Wolf T, Ellwanger R, Goetsch U, Wetzstein N, Gottschalk R : Fifty Years of Imported Lassa Fever : A Systematic Review of Primary and Secondary Cases. J Travel Med, 27 (4) : taaa035, 2020.
4) Eberhardt KA, Mischlinger J, Jordan S, Groger M, Günther S, Ramharter M : Ribavirin for the Treatment of Lassa Fever : A Systematic Review and Meta-Analysis. Int J Infect Dis, 87 : 15-20, 2019.
5) Takenaga T, Zhang Z, Muramoto Y, Fehling SK, Hirabayashi A, Takamatsu Y, Kajikawa J, Miyamoto S, Nakano M, Uruta S, Groseth A, Streclum T, Noda T : CP100356 Hydrochloride, aP-Glycoprotein inhibitor, inhibits Lassa virus entry : Implication of a Candidate Pan-Mammarenavirus entry inhibitor, Viruses, 13(9) : 1763, 2021.

（野田岳志）

5

重症熱性血小板減少症候群（SFTS）

国内にも存在した危険な病原体

　重症熱性血小板減少症候群 severe fever with thrombocytopenia syndrome（SFTS）は 2011 年に中国より報告された新興感染症である[1]．マダニにより媒介され多くの動物が感染する典型的な動物由来感染症でもある．2012 年末に国内で発見されて以降，10 年間の研究成果を紹介する．

　2012 年 12 月にウイルス分離に成功して以降，山口県総合医療センターの高橋徹氏・石堂亜希氏，国立感染症研究所　西條政幸氏，森川　茂氏，鈴木忠樹氏をはじめとして多くの先生方のご協力の下，SFTS に関する疫学調査，基礎研究，治療薬研究が進められてきた[2]．その中で重要な知見としては，①西日本を中心に年間 100 人前後の感染者がいる[3]．②感染地域が東日本に拡大している（現在，千葉県まで）．③致死率が非常に高い（27%）．④多くのネコが発症し，致死率が約 60% である[4]．⑤発症動物からマダニを介さないヒトへの感染がかなり存在する，などである．これらを総合すると，SFTS は一類感染症であるクリミア・コンゴ出血熱 Crimean-Congo hemorrhagic fever（CCHF）に非常に類似しているといえる（表 5-5-1）．国内に，このような危険な病原体を保有するマダニが存在していることをわれわれは理解し，対策をとらなければいけない．

1　病原体および臨床上の基本事項

　SFTS ウイルスはブンヤウイルス目フェヌイウイルス科バンダウイルス属に属しており，エンベロープを有し，3 分節のマイナス一本鎖 RNA ゲノムを有している．フタトゲチマダニ，キチマダニ，タカサゴキララマダニなどのマダニによって媒介される．フタトゲチマダニのすべてのステージでウイルスが確認され，雌成ダニから卵を介した幼ダニへの経卵巣感染も報告されている．また，ヒトを含

表 5-5-1　SFTSVとCCHFV比較

	重症熱性血小板減少症候群ウイルス (SFTSV)	クリミア・コンゴ出血熱ウイルス (CCHFV)
ウイルス	*Bunyavirales, Phenuiviridae, Bandavirus*	*Bunyavirales, Nairoviridae, Orthonairovirus*
分布	中国，日本，韓国，台湾，ベトナム	アフリカ，アジア，東欧，南欧
ベクター	マダニ（主に *Haemaphysalis* 属）	マダニ（主に *Hyalomma* 属）
感受性宿主	ほぼすべての哺乳動物 多くが不顕性感染（ネコ・イヌ・チーター発症）	ほぼすべての哺乳動物 多くが不顕性感染
感染経路	ダニの吸血 患者や発症動物の体液・血液の曝露 発症動物による咬傷	ダニの吸血 患者や発症動物の体液・血液の曝露
主な感染者	西日本の高齢者 獣医療関係者，医療関係者，患者家族，発症動物飼育者	動物飼育者，食肉処理場関係者，医療従事者，患者家族
症状	潜伏期 6 〜 14 日 発熱，消化器症状，神経症状，リンパ節腫脹，出血症状，死	潜伏期 2 〜 5 日 突然の高熱，頭痛，嘔吐，重度の出血，多臓器不全，死
致死率および発症率	致死率 27% 発症率ほぼ 100%	致死率 5 〜 40% 発症率 20%
感染症法	四類感染症	一類感染症
バイオセーフティーレベル	BSL3	BSL4

む多くの動物でウイルス血症が確認されており，動物からの吸血を介したマダニへの感染も起こっている（図 5-5-1）．

　類似したウイルスとして米国の中東部で発見され，ヒトに病気を引き起こすハートランドウイルス，中国でマダニから分離されたゲルツウイルスなどがある．

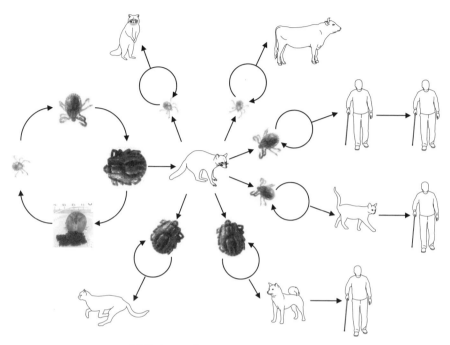

図 5-5-1　SFTS ウイルスの感染環

1 ｜ 病　態 （図 5-5-2)

　ヒトや動物はマダニの吸血により感染する．主要な感染細胞は免疫系細胞であ
る B 細胞が分化したプラズマブラストである．発熱，白血球減少，血小板減少
を引き起こし，嘔吐・下痢などの症状とともに，重症化すると神経症状とともに
出血症状を呈する．神経症状や出血傾向が認められると死亡する可能性が高くな
り，最終的に感染者の 27% が死亡している．マダニの刺咬の痕が確認される患
者は約半数である．

2 ｜ 診　断

　血清からリアルタイム RT-PCR により SFTS ウイルス遺伝子を検出する方法

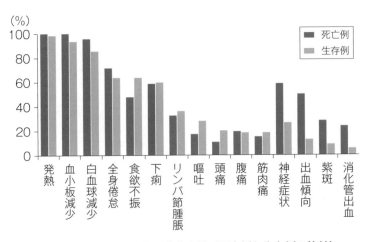

図5-5-2　SFTS患者の臨床症状（死亡例と生存例の比較）

（感染症発生動向調査）

が優れている．しかし，それ以外にも抗体診断系として間接蛍光抗体法による
IgM抗体の検出，急性期と回復期の血清を用いたIgG抗体の検出や中和試験な
ども有用である．ELISAも特異抗体を検出することができるが，非特異反応な
どを考慮する必要がある．

3 │ 疫　学

　当初，西日本にのみ発生が認められていたが，2020年には静岡県，2021年に
は愛知県，千葉県（2017年の検体）から報告され，感染が東日本へと拡大して
いると考えられている．患者は高齢者が多く，死亡率も高齢者が高くなっている．
患者発生時期は，4～10月にかけて多く，6月がピークとなっている．しかし，
それ以外の時期でも患者発生が認められる．中国，韓国では患者から医師・家族
などの，マダニを介さない直接感染も報告されている．発生国として，中国，日
本，韓国，台湾，ベトナムなどから報告されている．2017年にSFTS発症イヌ
から飼い主，SFTS発症ネコから飼い主・獣医療関係者への感染が国内で報告さ

れ，患者の少なくとも2〜3%はマダニを介さない動物からの直接感染であることが判明した．

4 予防法

さまざまなワクチン候補が論文上では報告されているが，実用化されている予防法はまだない．発症率が高く，死亡率も高いにもかかわらず，感染者数が少ないことがワクチン開発が遅れている最大の理由だと考えられる．しかし，西日本の獣医療関係者，狩猟者，野生動物関係者などからのワクチン待望論も強い．

一方，マダニによる感染を予防することが一番重要であり，マダニに刺咬されるリスクが高い場所に行く場合は，長袖・長ズボンとともにディートやイカリジンを含有した忌避剤の使用が勧められる．

発症動物との接触の際は，発症動物からのすべての排泄物にウイルスが存在すると考えて個人防護具を装着して対応することが重要である．消毒は0.5%次亜塩素酸ナトリウムを含む消毒薬が効果的である．

5 治 療

残念ながら国内に，認可されている治療薬は存在しない．しかし，アビガン®（ファビピラビル）が動物実験モデルや臨床治験で有用であることが証明されており，承認が待たれている．現在，治療は対症療法のみである．

2 解明が待たれる課題

前述までが一般的な総説レベルでの記載である．ここからは，不明な点を中心に筆者の個人的な意見も加えて解説する．

1 ｜ SFTS ウイルスはいつ出現したのか？

　2011年に中国から初めて論文発表され世界中がSFTSウイルスを認識することになった．中国では2006年頃から同様な疾患が認められていた．一方，わが国では，2005年の長崎県の患者が確定診断され，2003年には2頭のSFTS様疾患を呈したイヌから，飼い主4人，獣医師1人，動物看護師1人が臨床症状を呈し，4人が入院するケースがあった．6人すべてにSFTSに対する抗体が存在しており，SFTSウイルスに感染していたものと考えられている．西日本の流行地の獣医師に，同様の感染症が認められていたかを聞いても，以前はみたことがないとの話が多かった．和歌山県のアライグマの過去血清を用いた疫学調査でも2007年には抗体陽性アライグマが存在しなかったのに対して，2008年に抗体陽性のアライグマが出現し，2013年に抗体陽性のアライグマが急激に増加し始め，2014年に同地域から患者が発生したことを考えると，和歌山県では非常に新しい感染症であると考える（図5-5-3）．その後前述のように，三重県，千葉県，静岡県，愛知県とSFTS患者が報告される地域が東日本へと拡大している．SFTSウイルスは「以前から存在した病気が最近診断できるようになっただけ」といわれることがあるが，それだけではなく感染拡大している非常に新しい感染症と理

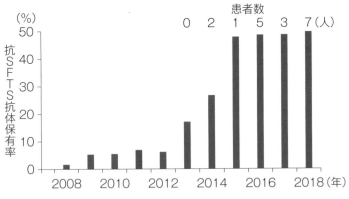

図5-5-3　アライグマでのSFTSウイルスの蔓延と患者発生

解している．一方，米国でも SFTS ウイルスに近縁なハートランドウイルスが
ほぼ同時期に発見されていることを考えると，SFTS ウイルスに近縁なウイルス
は，少なくともアジアと米国に存在しており，このことは古くから SFTS ウイ
ルスあるいは近縁なウイルスが存在していたことを意味している．マダニ媒介性
ウイルスの進化に関しては今後の展開が待たれる．

2 | SFTS ウイルスの拡大に関して

前述したように，SFTS ウイルスは間違いなく感染拡大している．マダニ媒介
性感染症は，ウイルスを保有したマダニかウイルスに感染した動物の移動により
感染拡大すると考えると，その拡大速度は緩やかであると考えている．しかし，
SFTS ウイルスの遺伝子解析から，日本にも中国に近縁なウイルス，中国にも日
本に近縁なウイルスが存在していることが明らかとなっている[5]．筆者を含め多
くの研究者が，ウイルス保有マダニが渡り鳥により運ばれていると考えている．
さらに，国内でも，留鳥や渡り鳥により一気に別の場所で発生することも考えら
れる．マダニは節足動物であるため，たとえ新たな地へ運ばれても，到着地で生
活環を維持できるかは温度・湿度などの環境に依存するため，ウイルスは定着で
きない可能性も大きい．ウイルス保有マダニの移動に関しては今後さらなる詳細
な解析が待たれる．

3 | SFTS 発症動物がなぜ日本で多いのか？

2017 年に 4 月に SFTS 発症ネコ，6 月に発症イヌ，8 月に発症チーターが立て
続けにみつかった．その後，獣医師への周知徹底が進むにつれて，2020 年には
100 頭以上の発症ネコがみつかっている．われわれが知る範囲で，2021 年 9 月末
現在，ネコ 388 頭，イヌ 22 頭が報告されている．一方，ヒトでの患者報告が多
い中国や韓国から，SFTS 発症動物の報告はほとんどされていない．最近，われ
われは分離ウイルス株間でネコやマウスに病原性が異なることを見いだしている．

中国や韓国で流行しているウイルス株は伴侶動物には病原性が低い可能性も考えられる．SFTSウイルスの病原性や宿主感受性などは今後の解析が期待される．

4 ｜ SFTSウイルス感染動物からヒトへの感染に関して

　SFTS発症動物から飼い主や獣医師を中心としたヒトへのマダニを介さない感染が多いことがわかってきた．2017年以降2021年9月末現在，13人が動物から感染したことが判明している．ヒトの患者の2〜3％が動物から直接感染しており，その半分以上が獣医療関係者で職業感染である．患者から医師や家族などへの感染は中国や韓国で報告されており，わが国では報告がない．一方，SFTS発症動物から獣医師や飼い主などへの感染は中国や韓国から報告されていない．SFTS発症動物がほとんどいないので当然かもしれないが，前項と同様に不思議である．

5 ｜ 発生時期や発症年齢のヒトとネコでの違い（図5-5-4）

　ヒトでの患者発生のピークは5〜6月であるのに対して，ネコでの発生のピークは4月である．ヒトでは11月から3月にかけてほとんど患者が発生しないのに対して，ネコでは2月や3月の発症頭数が多い．ネコでは通年にわたり発症がある程度の数で報告されている．これら発生時期の違いは不明である．ネコはケンカなどによりネコ―ネコ感染しているため，発生時期が早い可能性も否定できない．ちなみにケンカの多い雄のほうが，発症頭数が多い．

　発生時期だけでなく発症年齢もヒトとネコでは異なっている．ヒトでは高齢者が多いのに対して，ネコでは高齢になるにつれて発生が減少している．発症年齢の違いも理解できていない．

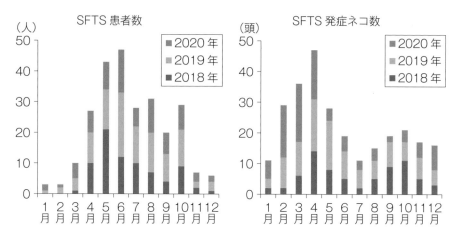

図 5-5-4　SFTS 患者数と発症ネコ数の比較（2018 〜 2020 年）

6 ｜ SFTS の感染環について

　中国ではヤギ，ヒツジ，ウシなどの反芻獣がウイルス血症になり，マダニへの
ウイルス供給源，すなわちウイルス保有動物であると考えられている．われわれ
も，当初シカの調査により，多くのシカが抗体を保有していることから，国内で
も反芻獣がウイルス保有動物であると考えてきた．しかし，シカの血清からのウ
イルス遺伝子検出率が非常に低く，国内のウシはマダニの管理が行き届いている
のか，抗体保有率が低い傾向が認められた．一方，食肉目であるアライグマなど
の血液からウイルス遺伝子の検出率が高いことが判明した．わが国における
SFTS ウイルス保有動物は食肉目の動物の可能性がある．今後のさらなる調査が
待たれる．

　SFTS ウイルスに関しては，当初発生が多い中国の状況を指標として考えられ
てきたが，国内独自の現象も非常に多く存在している．今後も SFTS ウイルス
の病態発現機序や感染環の解明が待たれる．さらに，SFTS ウイルスの発見以降，
国内のマダニ媒介性ウイルスの研究が進んできた．最近では，北海道からエゾウ

イルスがヒトへの病原体として認識された．今後も新たなマダニ媒介性ウイルス
が発見されると思われる．節足動物媒介感染症はベクターの増殖が環境に依存し
ており，近年の地球温暖化や野生動物の増加などがマダニ媒介性感染症のリスク
を高めていると考えられている．SFTS を含むマダニ媒介性感染症に今後も注視
する必要がある．

謝辞：本内容は，AMED 研究費，科研費，環境省研究費により一部実施された研究を
紹介している．また，研究は多くの共同研究者，獣医師，狩猟者などのご協力により実
施された．

文献

1) Yu XJ, Liang MF, Zhang SY, Liu Y, Li JD, Sun YL, Zhang L, Zhang QF, Popov VL, Li C, et al.：Fever with thrombocytopenia associated with a novel bunyavirus in China. N Engl J Med, 364(16)：1523-1532, 2011.
2) Takahashi T, Maeda K, Suzuki T, Ishido A, Shigeoka T, Tominaga T, Kamei T, Honda M, Ninomiya D, Sakai T, et al.：The first identification and retrospective study of Severe Fever with Thrombocytopenia Syndrome in Japan. J Infect Dis, 209(6)：816-827, 2014.
3) 国立感染症研究所：重症熱性血小板減少症候群（SFTS）．2012.（https://www.niid.go.jp/niid/ja/sfts/3143-sfts.html）
4) Matsuu A, Momoi Y, Nishiguchi A, Noguchi K, Yabuki M, Hamakubo E, Take M, Maeda K：Natural severe fever with thrombocytopenia syndrome virus infection in domestic cats in Japan. Vet Microbiol, 236：108346, 2019.
5) Yoshikawa T, Fukushi S, Tani H, Fukuma A, Taniguchi S, Toda S, Shimazu Y, Yano K, Morimitsu T, Ando K, et al.：Sensitive and specific PCR systems for the detection of both Chinese and Japanese severe fever with thrombocytopenia syndrome virus strains, and prediction of patient survival based on viral load. J Clin Microbiol, 52(9)：3325-3333, 2014.

（前田　健）

6

レオウイルス性呼吸器感染症

密かに広がるネルソンベイオルソレオウイルス

　ネルソンベイオルソレオウイルスによるヒトの呼吸器感染症が 2006 年以降散発的に報告された．症状はそれほど重篤ではなく死亡例は確認されていない．しかし，ウイルスの生態や性状を考慮すると，水面下での感染は今後も続き，また強毒株が急遽あらわれることもありうる．密かに広がるレオウイルス性呼吸器感染症について概説する．

1 ネルソンベイオルソレオウイルスとは

　ネルソンベイオルソレオウイルス Nelson Bay orthoreovirus（NBV）は，レオウイルス科オルソレオウイルス属に分類され，エンベロープはなく，ゲノムは 10 分節の二本鎖 RNA で構成され 12 種類のタンパク質をコードしている．トリレオウイルス，ヒヒレオウイルス，爬虫類レオウイルスも同属に分類され，いずれも培養細胞に感染した際に融合細胞を形成する特徴がある．腫瘍溶解性があり抗癌剤として開発されている哺乳類オルソレオウイルス mammalian orthoreovirus（MRV）も同属であるが融合細胞は形成せず別のウイルスである．ただし NBV と MRV には共通抗原がある[1]．

　ネルソンベイオルソレオウイルスの名称は本ウイルスがオーストラリアのネルソン湾で捕獲された食果コウモリから初めて分離されたことに由来する．各種動物由来の培養細胞，発育鶏卵，蚊由来の培養細胞に感染し増殖でき，さまざまな生物を感染宿主とすることができると考えられる．

2　NBVによるヒトの呼吸器感染症

　NBVは1968年に分離されていたが当初ヒトへの病原性と関連性がなくあまり注目されることはなかった．しかし2006年3月，マレーシアの男性が発熱して呼吸器症状を示し，咽頭スワブからNBVが分離された（Melaka株）．この男性の発症から1週間遅れてその娘と息子おのおの1人が発熱しNBVに対する抗体が陽性となった．男性の発症の1週間前に家にコウモリが侵入したことがあった．そのためNBVはヒトに感染症（呼吸器症状）を起こすこと，この感染症がヒトからヒトへ伝播しうること，またコウモリに由来するNBVが原因ウイルスであることが推測された[2]．

　このNBVによる初のヒト呼吸器感染症に先立って，マレーシアでのニパウイルス感染症（1998～1999年）の発生後にニパウイルスの自然宿主に関する調査が行われ，マレーシア東部のチオマン島の食果コウモリからNBVのPula株が分離されていた．NBVに対する抗血清で中和されることが確認されている．これを踏まえ2001～2002年にチオマン島で集められたヒト血清の調査が行われ，109サンプル中14サンプル（12.8％）がNBVに対する中和抗体が陽性であり，コウモリからヒトへあるいはヒトからヒトへのNBVの感染が高頻度で起こっているものと推測された[2]．

　このコウモリを自然宿主とするニパウイルスの感染症の発生あるいは呼吸器症状を示したヒトからのNBVの分離を機に，東南アジアを中心にヒト（表5-6-1）あるいはコウモリからのNBVの分離あるいは検出事例が相次ぐこととなる．

　ヒトでは輸出事例も確認された．旅行でインドネシアのバリ島などを訪れた人が呼吸器症状を示し，香港に帰国後にNBVに感染していた事例が2007年，2009年，2010年に独立して3件発生している．2007年11月にはバリ島を訪れた日本人男性が発熱，咳，咽頭痛，関節痛を示して入院し，咽頭スワブからNBV（Miyazaki-Bali/2007株）が分離された．家族や病院関係者で接触1週間以内に発熱や咽頭痛があった者はいたが，いずれも血清中の中和活性は認められ

表5-6-1　ネルソンベイオルソレオウイルスによるヒトの感染事例

年／月	地域	分離株	コウモリとの接触歴	接触者の感染
2006/3	マレーシア	Melaka	あり	あり
2006/8	マレーシア	Kampar	あり	あり
2007/4	インドネシアから香港へ移動	HK23629/07	不明	不明
2007/11	インドネシアから日本へ移動	Miyazaki-Bali/2007	不明	なし
2009/7	インドネシアから香港へ移動	HK46886/09	あり	なし
2010/3	マレーシア	Sikamat	あり	あり（症状なし）
2010/6	インドネシアから香港へ移動	HK50842/10	不明	不明

ておらず，ヒトへの伝播は起こらなかったと解釈されている．

3　ヒトにおける NBV の血清疫学・分子疫学調査

　血清疫学の調査結果の報告は 3 報ある．シンガポールではデング熱の調査を主目的として集められた 856 人の血清（21 歳以上で発熱，2006 ～ 2009 年の採材）に対して調査が行われ，NBV に対する中和抗体は 7 人で陽性であった．ベトナムではフエ大学病院の外来で集められた 272 人の血清（2014 年 3 ～ 6 月の採材）が調べられ，NBV に対する中和抗体は 6 人で陽性であった．抗体陽性者が NBV 感染により何らかの症状を示したかどうかは確認できていない．マレーシアのチオマン島では約 20 年ぶりに 18 歳以上の健康なヒトを対象（2017 年 3 月の採材）として再調査が行われ，157 人中 28 人が中和抗体陽性であったが，年齢や性別で特に傾向は認められなかった．このうち 2 報は NBV による呼吸器感染症が報告されていない国での調査結果であり，少なくともマレーシア，インドネシア，シンガポール，ベトナムの 4 カ国で NBV のヒトへの感染が起こっていることを強く示唆している結果となっている．

　分子疫学すなわち NBV の遺伝子検出を行った調査結果が 1 報知られている．

マレーシアで上部呼吸器症状がある 12 歳以上のヒト 200 検体の口腔咽頭スワブから遺伝子検出が行われ，うち 34 検体（17％）が陽性であった．2 つの異なるウイルス株に由来するキメラウイルス（リアソータント）も確認されている．この地域では家屋の近くに果樹があるのが通常だが，感染経路がコウモリかどうかは不明，また NBV が上部呼吸器症状の原因ウイルスかどうかは断言できない．

4　コウモリからの NBV の分離・検出・抗体検出

　既述のオーストラリア，マレーシア以外では，中国，フィリピン，インドネシアで捕獲された食果コウモリからのウイルス分離の報告がある．抗体については，フィリピンやマレーシアでの調査で 6 ～ 9 割の個体が中和抗体陽性であった．これら東南アジアの各国では食果コウモリが NBV の自然宿主であり高頻度に感染していることを示すものと考えられる．

　最近ではアフリカのコウモリからも NBV が検出あるいは分離されている．ウガンダの食果コウモリの結腸スワブが次世代シークエンスで解析され NBV が遺伝子検出されている．ザンビアの食果コウモリからはウイルスが分離され，9 割以上の個体で中和抗体も検出されている．アフリカでの分離株がアジアのものと明らかに異なっている傾向はなく，コウモリとともに進化したのではなく最近コウモリ間で広まったもので，NBV は東南アジアに限らず広い地域の食果コウモリに感染しているものと推測される．

　輸出されたコウモリから NBV が分離された事例もある．インドネシアから健康な食果コウモリがイタリアへ輸入され，検疫中も異常を示さなかった．ニパウイルスとヘンドラウイルスの検出が主目的であったが次世代シークエンスで NBV が検出されウイルスも分離されている．

5 | サルにおける NBV の感染

タイではカニクイザルの糞便（ヒトの居住地域の地面に落ちていたもの）が調べられ NBV が分離されている．この糞便からはコウモリのミトコンドリアは検出されていないので地面でのコンタミネーションは考えにくく，カニクイザル自体へ感染していたものを検出したと推測されている．

シンガポールで捕獲されたカニクイザルの約 7% が中和抗体陽性であった．カニクイザルへの感染実験が行われ，無症状であったが鼻や直腸スワブからはウイルスの RNA が検出され，また血清中の抗体価は陽転化した．同居の未接種サルも抗体が陽転化（ただし 3 頭中 1 頭のみ）した．カニクイザルは中間宿主としてNBV を伝播しうると考えられる．

6 | NBV 感染によるヒトの症状

知見が十分あるとはいい難いが，報告事例からまとめると，潜伏期間はおそらく 1 週間程度で，高熱，腹痛，下痢，嘔吐，咳，咽頭痛，筋肉痛などを示し程度はさまざまである．呼吸器のみでなく消化器症状も示しうる．重篤例や死亡例は知られていない．

7 | NBV のリアソータント

NBV のようにそのゲノムが分節化しているウイルスの場合，リアソータントが誕生し，しばしば性状が異なるウイルスになることが一般的に知られている．NBV のゲノムは 10 分節からなっており，上述の分離株のいくつかはリアソータントと考えられる．幸いにも明らかに性状が異なり病原性が高いリアソータント

は確認されていない.

8 実験用動物を用いた NBV の性状解析

ヒトから分離された NBV Miyazaki-Bali/2007 株を BALB/c マウスに経鼻接種するとウイルスが主に呼吸器（一部腸管）で増殖し，ウイルス血症を示し，接種後数日で死亡することが報告されている[3]. 組織学的解析では好中球等の炎症細胞の浸潤が細気管支から肺胞の領域で認められ，免疫染色ではクララ細胞や杯細胞，肺胞Ⅰ型上皮細胞にウイルス抗原が検出される. NBV に対する抗血清をマウスに投与するとその死亡を一部の個体ではあるが阻止できることから，このマウスモデルは治療法の開発に応用できるといえる. C3H マウスでも経鼻接種で呼吸器（一部腸管でも）での増殖と死亡が観察されているが，単球の浸潤や肺胞Ⅱ型上皮細胞でのウイルス抗原が認められるなど若干の差異が認められる.

また，フィリピンのコウモリから分離された NBV Samal-24 株の接種でも同様の臓器指向性，細胞種指向性が BALB/c マウスで認められている[3]. 一方，アフリカのコウモリから分離された NBV Nachunsulwe-57 株は Miyazaki-Bali/2007 株と比べ BALB/c マウスでの病原性が低い. ウイルスタンパク質の一つ Sigma C は NBV の株間での保存性が高くないタンパク質であり，NBV の感染指向性や病原性に関わることも示されており，Sigma C タンパク質の今後のさらなる解析が待たれるところである.

9 NBV で気をつけるべきこと，調べるべきこと

ヒトに NBV が感染した場合の症状は無症状から中程度の呼吸器症状（場合によっては消化器症状も）となり，症状の違いがウイルス株によるのか，曝露したウイルス量によるのか不明な点が多い. また，ヒトへの NBV の感染がコウモリ

に由来するのか確認された事例は実は一つもない．NBV によるヒトの呼吸器感染症の発生状況の把握，あるいは実験室での NBV を使った動物実験やウイルスの遺伝子操作によりこれらの疑問が解明可能かもしれない．

　NBV は野生動物で病原性がないかあるいは非常に低く，特に食果コウモリのさまざまな種でしかも広範囲に蔓延しているようである．そのゲノムが分節化していることからリアソータントも生じやすい．ウイルスの蔓延は変異ウイルスの出現頻度やリアソータントの出現頻度を高めるため，これまでにはなかった性状をもつ新たな NBV の株を生み出しうる状態にあるといえる．コウモリはニパウイルス，コロナウイルス，リッサウイルス等病原性の高いウイルスを保持していることが知られているが，調査の際は病原性にかかわらずさまざまなウイルスを対象とし，NBV にも興味が向けられることが望まれる．

文 献

1) Gard GP, Marshall ID：Nelson Bay virus. A novel reovirus. Arch Gesamte Virusforsch, 43 (1)：34-42, 1973.
2) Chua KB, et al.：A previously unknown reovirus of bat origin is associated with an acute respiratory disease in humans. Proc Natl Acad Sci U S A, 104(27)：11424-11429, 2007.
3) Egawa K, et al.：Virulence, pathology, and pathogenesis of Pteropine orthoreovirus (PRV) in BALB/c mice：Development of an animal infection model for PRV. PLoS Negl Trop Dis, 11(12)：e0006076, 2017.

（下島昌幸）

第 6 章

私たちの責任

1 │ 感染症の生態学

　コッホが炭疽菌研究により一つの感染症に一つの感染源（病原体）が関係するということを解明したのが1876年である．その後，われわれ研究者は繰り返されるパンデミックに対処しつつ，感染症の生態を解明すべく研究に励んでいるわけだが，異なる病原体同士が自然界の中でどのような影響を与え合うのか（interference）については，多くのことがわかっていない．

　このことを究明しようとした研究者の一人に大谷　明　先生（国立予防衛生研究所元所長）がいる．日本脳炎が流行した時期を同じくして，ほんの一時期流行して消えたエコノモ脳炎（嗜眠性脳炎）という感染症（おそらくウイルス病）があった．エコノモ脳炎をA型脳炎，日本脳炎ウイルスをB型脳炎という名で呼んだこともある．この日本脳炎がなぜ晩夏から晩秋にかけてだけ毎年出現するのかということを不思議に思い，ウイルス陽性蚊がどのくらいの距離を飛翔することが可能なのか（例えば，台湾から日本までの距離を飛ぶことができるのか），あるいは爬虫類の血液中で日本脳炎ウイルスが越冬するのではないかと考えて調査をした．しかし，肯定的な結論は得られなかった．そして，日本脳炎が流行していないときに日本脳炎ウイルスはどこにいるのかは，いまだに解明されていない．

　筆者も同じような疑問をスマトラ沖津波のときにもった．それは，麻疹（はしか）ウイルスの感染力はものすごく強力なことが知られているが，津波などの天災が起こると流行が起こるのはなぜかということである．普段麻疹ウイルスはどこにいるのか．一度罹ると終生免疫を獲得することから"二度なし"といわれた麻疹は，わが国では公衆衛生の概念が広まり，ワクチンの摂取とともに自然感染が少なくなってきた．しかし，社会全体の免疫も薄れていき，現在，若者にも麻疹の再感染が流行しつつあると考えられる．

　一つの感染症に対応してその原因となる一つの病原体を探るという時代から，人々の活動の面と病原体との関わり合いから感染症をみていくという研究体制へと移っていくべきと考えられる．梅毒や成人T細胞白血病をみていると，その

ように思わないわけにはいかないような変化がみられる．まさに，人々の行動や活動が感染の疫学像に変化を与えている．その他に，移動時間が短くなっていくことで相対的に地球の大きさが縮小していることも，感染症のグローバル化という点で重要である．

2 | 疫学の重要性

疫学とは，どのくらいの人々（集団）が，どこ（分布）で，いつまで感染・発病（健康に影響する状況の発生）を継続するのかということを明らかにする学問である．われわれは流行の様相を，その増減と消失からしか知ることができず，いつから，どれくらいまで続くのかは後に知ることになる．流行に変化や影響を与えるのは，国民の衛生活動，行動のあり方（移動方法，集団行動），ワクチン接種，病原体に対する薬物の普及などである．研究者はこうした人間活動による感染者の増減を観察する．

3 | 情報の質

筆者は，国立予防衛生研究所元所長 宮村達男 先生のご指示により 2015 年に日本医療研究開発機構 新興・再興感染症及び予防接種政策推進研究事業，肝炎等克服実用化研究事業のプログラムオフィサー Program Officer（PO）を引き受けた．世界はデータの捏造や膨大な実験結果の情報に溢れている時代であった．膨大な情報の中から，質が高く，エビデンスに富んだ情報を引き出すことは大変重要である．こうした情報を切り取るために，税金によって行われる研究の中間進捗状況を監視するシステムが米国に設置された．これに続いて日本でも監視システムが設置されることになった．日本の税金で行われる研究である限り，研究代表者あるいは研究分担者，厚生労働科学研究の調整担当者・情報担当者など，加えてPO が一体となった研究振興体制による質の高い研究が不可欠である．

さらに重要なことは，これまでのように同じ感染症を対象とする場合にはその

研究内容を非公開にするのではなく，共通の内容については異なる研究班同士でも情報を共有することである.

　読者の皆様方に強くお願いしたいことは，膨大な情報を収集した中から，高いレベルで情報を選別し，その情報を基に感染症と闘ってほしいということである.

4 ｜ 感染症対策の継続

　感染症は天災である. 感染症は地上に存在するあらゆるヒトや動物という感受性生物に等しく襲いかかる. それなのに，川の一方の岸にいる人々だけが被害者であるとでもいうように，その反対岸にいる感染症対策に従事する人々の対応が責められている現状を筆者は大変奇異に感じる.

　Only one health という言葉は，日本人が一丸となって感染症に立ち向かう上で，最も大切な言葉ではないかと思う. 皆が同じ側にいるという強い認識をもつことがとても大切である. そして，それぞれの立場で責任を果たす. このことをしっかりと実践できるのは世界の中では少なくとも日本しかないのではないかと思われる. ワクチンを用いた予防接種は自分を守ると同時に周囲の人々をも守る. 例えば感染防止の施策で賛否が分かれたり，不満が生じたり，あるいはワクチン接種をめぐり思想信条の相違などもあるかもしれないが，感染症対策はそれらを超えた，科学そのもの，エビデンスに基づき方向づけられるべきものである.

　本書を通して，多くの研究者が感染症の解明に挑んでいること，感染症に対して種々の対策が講じられていることを紹介できたと思う. 今後，どのような感染症が出現するかはわからないが，日々進展する研究と対策，正確な情報と分析をもって，人々の間に分断を生まず，皆で克服するという姿勢で感染症に立ち向かっていけることを期待したい.

（菅又昌実）

おわりに

　本書を最後まで読んでいただき，ありがとうございました．日本でよく耳にする感染症，聞いたことがある感染症，名前も知らない感染症について知っていただけたのではないかと思います．

　感染症の流行を知るには，感染者数の推移を経年的に地道に調べることが重要です．感染症の研究者は，感染症の発症病理を明らかにし，同時に疫学的な動きを明らかにすることを常に大事にしています．本書を読み，それを少しでも感じていただければ幸いに思うのです．

　帝京大学医学部衛生学教室初代主任教授だった 故 三浦悌二 先生は，"公衆衛生学とは何か" ということを20年余にわたって私に教育し続けてくださいました．いま一冊の書籍を上梓できたこと，あらためて三浦先生に心よりの感謝を示したいと思います．

　また，かつて筆者も教壇に立っていた首都大学東京（現 東京都立大学）初代理事長の故 高橋　宏 名誉教授は，"公衆衛生学はすべての科学が人類の平和に貢献する大元である" として，私に「慈眼視衆生」という言葉をのこしてくださいました．まさに，「医学が目指す共通のゴールは，多くの人々が健康で幸せに暮らすことだ」と思います．

（菅又昌実）

索　引

261

編者略歴

菅又昌実（すがまたまさみ）

東京都立大学名誉教授.

日本医療研究開発機構，国立感染症研究所　新興・再興感染症及び予防接種政策推進研究事業，肝炎等克服実用化研究事業 プログラムオフィサーを務める.

日本獣医畜産大学獣医学科卒業後に，帝京大学医学部衛生学講師，アメリカ国立衛生学研究所 Visiting Associate，東京都立短期大学健康栄養学科衛生学・公衆衛生学教授，東京都神経科学総合研究所流動研究員，首都大学東京オープンユニバーシティ教授，首都大学東京大学院人間健康科学研究科教授，フエ医科薬科大学客員教授，亀田医療大学非常勤講師，会津大学非常勤講師に従事.

日本の感染症
明らかにされたこと のこされた課題

2022 年 10 月 1 日　1 版 1 刷　　　　　　　　©2022

編　者
すがまたまさみ
菅又昌実

発行者
株式会社 南山堂　代表者 鈴木幹太
〒113-0034　東京都文京区湯島 4-1-11
TEL 代表 03-5689-7850　　www.nanzando.com

ISBN 978-4-525-18581-7

A1858110101-A